Prof. Dr. med. Günther Wolfram
Ingeborg Maria Husemeyer

Abwechslungsreiche Diät bei Gicht

Der Autor

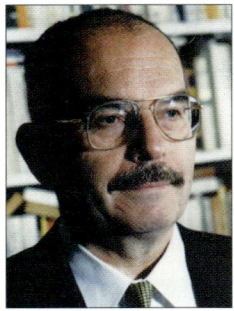

Prof. Dr. med. Günther Wolfram ist Internist und Ernährungswissenschaftler und Inhaber des Lehrstuhls für Ernährungslehre der Technischen Universität München. Seine wissenschaftlichen Interessen liegen unter anderem auf dem Gebiet des Stoffwechsels und der Stoffwechselkrankheiten, insbesondere deren Behandlung mit Diät und Arzneimitteln. Auf diesem Gebiet hat er eine über 30-jährige Erfahrung.

Die Autorin

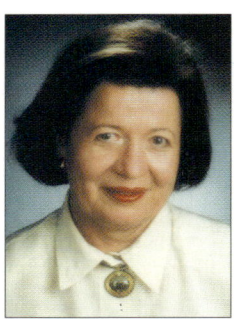

Ingeborg Maria Husemeyer ist Diätassistentin und Ernährungsberaterin der DGE. Sie war in Zürich und Basel tätig sowie 25 Jahre an der Ludwig-Maximilians-Universität, Klinikum Großhadern, in leitender Funktion. Vielseitige und praxisbezogene Erfahrung im Rahmen der allgemeinen Ernährung und klinischen Diätetik zeichnen sie aus.

Prof. Dr. med. Günther Wolfram
Ingeborg Maria Husemeyer

Abwechslungsreiche Diät bei
Gicht

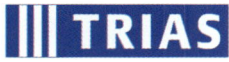

Die Deutsche Bibliothek – CIP-Einheitsaufnahme
Wolfram, Günther:
Abwechslungsreiche Diät bei Gicht: so halten Sie Ihren Harnsäure-Spiegel niedrig; wie Sie Schmerzen vermeiden durch purinarme Kost / Günther Wolfram; Ingeborg Maria Husemeyer. - Stuttgart: TRIAS, 1999
      (TRIAS abwechslungsreiche Diät)

Dieses Buch wurde in der neuen deutschen Rechtschreibung verfasst.
Gedruckt auf chlorfrei gebleichtem Papier

Konzeption und Projektleitung: Werner Waldmann
Lektorat: Marion Zerbst
Redaktion: Elisabeth Meyer zu Stieghorst-Kastrup
Fooddesign: René Schulte
Korrektur: Andrew Leslie, Karl Beer
DTP: Dr. Katrin Beyer
Redaktionsassistenz: Karolina Stuhec-Meglic
Umschlaggestaltung: CYCLUS · Visuelle Kommunikation, Stuttgart
Produktion: WZ Media, Stuttgart
Reproduktion: Digital Data Service Lenhard, Stuttgart
Druck: Westermann, Zwickau
Fotos: Cover vorne: P. Thul, Cover hinten: ReformhausKOCHSTUDIO; im Buch: Peter Kölln (S. 177); ReformhausKOCHSTUDIO (S. 48/49, 230); WZ Media (54)

© 1999 Georg Thieme Verlag
Rüdigerstraße 14
D-70469 Stuttgart

ISBN 3-89373-512-7

Leserservice

Wenn Sie Fragen oder Anregungen
zu diesem Buch haben, schreiben Sie uns an:

TRIAS Verlag
Postfach 30 11 07, D-70451 Stuttgart

oder schicken Sie eine E-Mail an:
trias.lektorat@thieme.de

Streng purinarme Diät 142

Purinarme Reduktionsdiät 190

Gicht — was ist das?

Die Gicht entsteht durch eine Störung des Harnsäurestoffwechsels und hat als Ursache eine erhöhte Konzentration von Harnsäure im Blut und in den übrigen Körperflüssigkeiten. Der medizinische Fachausdruck „Hyperurikämie" beschreibt diese erhöhte Konzentration (Hyper-) der Harnsäure (-urik-) im Blut (-ämie). Etwa 10 % der erwachsenen Männer haben eine Hyperurikämie. Ursache der Hyperurikämie ist eine vermehrte Bildung von Harnsäure und/oder eine verminderte Ausscheidung von Harnsäure durch die Niere.

Überschreitet die Konzentration von Harnsäure in den Körperflüssigkeiten einen bestimmten Grenzwert, so bilden sich Harnsäurekristalle, die akut in den Gelenken eine Reizung und Entzündung, auf lange Sicht bleibende Schäden verursachen. Harnsäurekristalle lagern sich aber auch in Knorpel, Knochen, Schleimbeuteln, Sehnenscheiden, Bindegewebe unter der Haut und Niere ab. Die Folgen einer Bildung von Harnsäurekristallen werden als Gicht bezeichnet; die bekanntesten sind der Gichtanfall in einem Gelenk und der Nierenstein mit Kolik. Während der erwachsene Mann in jedem Lebensalter von der Gicht befallen werden kann, ist die Gicht bei der Frau vor den Wechseljahren sehr selten. Drei Prozent der Männer, die das 65. Lebensjahr erreichen, erleiden einen Gichtanfall.

Bei einer Hyperurikämie unterscheidet man „primäre" und „sekundäre" Formen. Als „sekundär" bezeichnet man eine Hyperurikämie, wenn sie durch andere Krankheiten, z. B. des Blutes oder der Niere, verursacht ist. Die primäre Hyperurikämie geht auf einen angeborenen Stoffwechselfehler zurück, der in bestimmten Familien gehäuft auftritt. Vor allem männliche Mitglieder dieser Familien können an Gicht erkranken. Zeitpunkt des Auftretens und Ausprägung der Gicht werden durch eine falsche Ernährung stark beeinflusst. Grundsätzlich können eine primäre und eine sekundäre Hyperurikämie zum Vollbild der Gicht führen.

Warum ist Gicht gefährlich?

Bevor die Beschwerden der Gicht auftreten, besteht meistens schon über viele Jahre eine deutliche Erhöhung der Harnsäurekonzentration im Blut (Hyperurikämie). In diesem ersten Stadium der Krankheit hat der Patient keine Beschwerden, obwohl die Harnsäurekristalle in verschiedenen Geweben abgelagert werden und zu Frühschäden führen können. Als erstes Zeichen einer Gicht tritt in den meisten Fällen eine akute, sehr schmerzhafte Entzündung an einem einzelnen Gelenk auf – der Gichtanfall. Am häufigsten betroffen ist das Großzehengrundgelenk, aber auch Sprunggelenk, Kniegelenk, Hand- oder Fingergelenke können als Erste befallen sein. Nach Abklingen des Gichtanfalls ist das Gelenk wieder voll funktionsfähig und belastbar. Wiederholte Anfälle im gleichen Gelenk schädigen allerdings im Verlauf von Jahren das Gelenk; man spricht von einer chronischen Gelenkgicht.

Harnsäureablagerungen im Knochen, auch Knochentophi genannt, schwächen die Stützfunktion des Knochens und können zu Veränderungen der Knochenform führen. Ablagerungen im Bindegewebe unter der Haut werden als Hauttophi bezeichnet. Eine Sonderform ist eine Knötchenbildung an der Ohrmuschel, auch Gichtperle genannt. Bei einem Durchbruch der Harnsäurekristalle durch die Haut nach außen entwickelt sich ein Gichtgeschwür.

Harnsäureablagerungen in der Niere führen zum chronischen Nierenschaden, auch Gichtniere genannt, als dessen Folge häufig ein erhöhter Blutdruck auftritt, der die Entwicklung einer Arteriosklerose an Herz und Gefäßen begünstigt. Nierensteine aus Harnsäurekristallen bilden sich aus der schwer löslichen Harnsäure im Urin. Sie verursachen sehr schmerzhafte Nierenkoliken und begünstigen die Infektion der ableitenden Harnwege durch Bakterien. Verschließt ein Harnstein die ableitenden Harnwege, so kann der Urin nicht mehr abfließen. Wird das Hindernis nicht rechtzeitig beseitigt, verliert diese Niere durch den Harnstau ihre Funktionsfähigkeit. Nierensteinkoliken können dem ersten Gichtanfall zeitlich vorausgehen.

In Untersuchungen an großen Bevölkerungsgruppen wurde festgestellt, dass Patienten mit unbehandelter Gicht im Durchschnitt häufiger einen Herzinfarkt erleiden als die Personen der übrigen Bevölkerung. Gichtanfall und Nierensteinkolik werden dem Patienten zwar schmerzhaft bewusst, mindestens ebenso gefährlich sind aber die stummen Folgen einer erhöhten Konzentration der Harnsäure in den Körperflüssigkeiten in Form von chronischen Gelenkveränderungen, Gichtniere und Förderung der Arteriosklerose.

Medizinische Kennzeichen der Gicht

Die Gicht beginnt häufig mit einer akuten Entzündung am Großzehengrundgelenk. Dieser erste Gichtanfall entwickelt sich innerhalb weniger Stunden aus voller Gesundheit ohne äußere Gewalteinwirkung. Das Gelenk ist nach dieser kurzen Zeit stark geschwollen, gerötet, warm und schmerzt bei der geringsten Bewegung oder Berührung. Nach Abklingen des Anfalls ist das Gelenk wieder vollkommen funktionsfähig und belastbar. Der Gichtanfall kann aber auch an einem anderen Gelenk auftreten. Die Diagnose Gicht muss deshalb bei jeder plötzlich, zunächst nur an einem Gelenk auftretenden Entzündung, insbesondere beim Mann, in Betracht gezogen werden.

Das Gleiche gilt für jede Nierensteinkolik, vor allem wenn sie bei einem Patienten wiederholt auftritt. Es gibt Patienten mit Gicht, die wiederholt Nierensteinkoliken, aber keine Gichtanfälle haben.

Bevor Gichtanfälle oder Nierensteinkoliken auftreten, besteht mehrere Jahre ein erhöhter Harnsäurespiegel im Blut, eine so genannte Hyperurikämie. Neben den Harnsäureablagerungen in der Haut (Gichtperle an der Ohrmuschel, Hauttophi) kann die Hyperurikämie, ohne dass es dem Patienten bewusst ist, einen chronischen Nierenschaden in Form einer Gichtniere verursachen. Als Folgen der Gichtniere sind ein erhöhter Blutdruck oder Eiweiß und Blutzellen im Urin für den Arzt hochwertige Hinweise auf eine Gicht.

Die primäre Gicht ist Folge einer angeborenen Stoffwechselstörung und wird familiär vererbt. Ist in der Familie des Patienten eine Gicht bekannt, muss auch bei dem Patienten an die Diagnose einer Gicht gedacht werden.

Da Stoffwechselstörungen durch falsche Ernährung und Übergewicht verstärkt werden, treten Stoffwechselkrankheiten wie Zuckerkrankheit (Diabetes) oder Fettstoffwechselstörungen (Hypercholesterinämie und Hypertriglyceridämie) häufig gemeinsam auf. Patienten mit Übergewicht, Diabetes oder Fettstoffwechselstörungen haben nicht selten auch eine erhöhte Harnsäurekonzentration im Blut und sind von Gicht bedroht.

Welche Faktoren begünstigen die Entstehung der Gicht?

Die Ursache der primären Gicht ist eine angeborene Stoffwechselstörung. Die Folgen dieses Stoffwechselfehlers werden jedoch durch die Ernährung, insbesondere die Zufuhr von Purinen und Alkohol mit der Nahrung, deutlich verstärkt.

Fettsucht ist für den Gichtkranken ungünstig. Abgesehen von einer allgemeinen Belastung des Organismus fördert die Fettsucht die Ausprägung der Gicht. Übergewichtige haben einen höheren Harnsäurespiegel im Blut als Personen mit normalem Körpergewicht. Fettsucht fördert auch die Entwicklung anderer Stoffwechselstörungen wie Zuckerkrankheit und Hypercholesterinämie oder Hypertriglyceridämie.

Der akute Gichtanfall tritt häufig nach üppigen Mahlzeiten mit großem Alkoholverbrauch, aber auch bei totalem Fasten auf. Feste und vollständiges Fasten sind deshalb für den Gichtkranken riskant. Darüber hinaus werden nach großen körperlichen Belastungen, nach Unfällen, Operationen und Erkältungskrankheiten häufiger Gichtanfälle beobachtet.

Eine zu geringe Wasseraufnahme, speziell bei zusätzlichen Wasserverlusten durch Schwitzen während der warmen Jahreszeit, verursacht hohe Harnsäurekonzentrationen im Urin mit der Gefahr von Harnsäureablagerungen und der Ausbildung einer Gichtniere oder der Auskristallisierung von Nierensteinen. Jeder Patient mit einer erhöhten Harnsäurekonzentration im Blut sollte deshalb vorsorglich auf eine ausreichende Wasserzufuhr achten.

Das Risiko, eine Gicht zu erleiden, hängt auch vom Alter und vom Geschlecht des Patienten ab. Die Gicht befällt den Mann im mittleren und höheren Lebensalter. Bei der Frau stellt sich die Gicht erst nach den Wechseljahren ein.

Was kann man gegen die Gicht tun?

Die primäre Gicht beruht auf einer angeborenen Störung des Harnsäurestoffwechsels, die durch eine falsche Ernährung deutlich verstärkt werden kann. Wichtige Grundlage der Behandlung der Gicht ist deshalb eine Diät, die den Stoffwechsel des Gichtkranken entlastet und die Ausscheidung von Harnsäure durch die Niere vermindert.

Zusätzlich zur richtigen Ernährung kann noch eine Behandlung mit Arzneimitteln notwendig sein. Man unterscheidet zwischen Arzneimitteln, die den Gichtanfall bekämpfen, also im Wesentlichen gegen die Entzündung wirken, und Arzneimitteln, welche die Harnsäurekonzentration im Blut und den Körpersäften senken. Hier gibt es wieder zwei Gruppen. Die eine Art von Arzneimitteln wirkt durch eine vermehrte Ausscheidung von Harnsäure durch die Niere („Urikosurika"), die andere durch eine Hemmung der Harnsäurebildung im Körper („Urikostatika"). Die Entscheidung über die Art der Behandlung, die notwendig und nützlich ist, kann nur der Arzt treffen.

Ziel der Behandlung der Hyperurikämie ist die wirksame und dauerhafte Senkung der Harnsäurekonzentration im Blut. Da der angeborene Stoffwechselfehler auch unter der Behandlung bestehen bleibt und bei einer Unterbrechung der Diät- oder Arzneimitteltherapie der Harnsäurespiegel rasch wieder ansteigt, muss diese Behandlung lebenslang fortgeführt werden. Dies erfordert vom Patienten Verständnis, Geduld und Ausdauer.

Da die Gefahren der Gicht der Höhe des Harnsäurespiegels im Blut proportional sind, ist der Harnsäurespiegel ein guter Maßstab für den

Erfolg einer Behandlung. Wird die Harnsäurekonzentration im Blut deutlich und auf Dauer gesenkt, lösen sich die Harnsäureablagerungen in den Weichteilen oder Harnsäuresteine in den ableitenden Harnwegen langsam wieder auf. Selbst durch Harnsäureablagerungen verformte Gelenke können auf diese Weise wieder funktionsfähig werden. Lediglich die Schäden einer Gichtniere sind nicht mehr zu beseitigen. Diese Gefahr muss deshalb frühzeitig erkannt und ihre Folgen müssen verhindert werden.

Zur Unterstützung der Behandlung eines Gichtanfalls mit Arzneimitteln sind die richtige Lagerung, weiche Verpackung und Schonung des betroffenen Gelenkes sehr wichtig. Sparsamkeit im Essen und häufiges Trinken von Wasser, Tee und alkoholfreien Getränken ergänzen diese allgemeinen Maßnahmen während des Anfalles.

Bei einer Nierensteinkolik ist die wichtigste Verhaltensmaßregel für den Patienten eine reichliche Wasserzufuhr, um mithilfe der vom Arzt verordneten Arzneimittel den Abgang des Harnsäuresteins im Urin zu beschleunigen. Zur Sicherung der Diagnose „Harnsäurestein" muss der Stein beim Abgang aufgefangen und chemisch untersucht werden. Zu diesem Zweck wird jede Urinportion durch ein Tuch oder ein Sieb gegossen. Bei größeren Harnsäuresteinen im Nierenbecken kann der Versuch unternommen werden, mithilfe von Arzneimitteln zunächst eine Verkleinerung des Steines und dann seine Ausscheidung zu erreichen. Die Entscheidung über das richtige Vorgehen liegt beim Arzt. Wichtigster Beitrag des Patienten ist eine reichliche Wasserzufuhr.

Lassen Sie sich wegen einer Gicht nicht von körperlicher Bewegung abhalten! Ein von einem akuten Gichtanfall betroffenes Gelenk braucht zwar Ruhe, im Übrigen stärkt aber Ausgleichssport mit regelmäßigem, ausgewogenem Training aller Muskelgruppen Herz und Kreislauf. Ungewohnte Anstrengungen können jedoch zu einer Überlastung der Gelenke führen und schädlich sein.

Stoffwechsel der Harnsäure im Körper des Menschen

Die Harnsäure gehört zu einer Gruppe von Substanzen, die man mit dem chemischen Fachausdruck „Purine" bezeichnet. Die Purine sind lebensnotwendige Bausteine der Zellen von Mensch, Tier und Pflanze. Die bei der fortlaufenden Erneuerung von Zellen im Körper des Menschen freigesetzten Purine werden zu Harnsäure abgebaut. Beim Menschen ist die Harnsäure das Endprodukt des Purinstoffwechsels; Harnsäure kann nicht mehr weiter abgebaut werden und wird durch die Niere im Harn ausgeschieden.

Die so durch die körpereigene Bildung von Purinen anfallende Harnsäure, auch als endogene, von innen stammende Harnsäure bezeichnet, erreicht eine Menge von 300–400 mg pro Tag. Zusätzlich wird mit der Nahrung, die tierische und pflanzliche Zellen enthält, eine Purinmenge aufgenommen, aus der im menschlichen Körper 300–600 mg Harnsäure pro Tag entstehen. Diese in Form von Nahrungspurinen zugeführte Harnsäure wird als exogene, von außen stammende, Harnsäure bezeichnet. Endogene und exogene Harnsäure werden über die Niere ausgeschieden: Die Menge der exogenen Harnsäure kann durch die Ernährung, also durch Diät, beeinflusst werden, die Menge der endogenen Harnsäure bleibt aber relativ konstant.

Im Körper des gesunden Erwachsenen sind weniger als 1000 mg (=1 g) Harnsäure enthalten. Bei diesem Harnsäurebestand liegt die Konzentration der Harnsäure in den Körperflüssigkeiten unter 6,5 mg/100 ml (387 µmol/l). Die am einfachsten zu gewinnende Körperflüssigkeit ist das Blut, das auch eine brauchbare Information über die Konzentration der Harnsäure in den übrigen Körpersäften zulässt. Fällt beim Gesunden durch eine vermehrte Zufuhr von purinhaltigen Lebensmitteln eine größere Menge exogener Harnsäure an, so kann es zwar zu einem vorübergehenden Anstieg des Harnsäurespiegels im Blut und der Harnsäureausscheidung im Urin kommen, dieses Mehrangebot wird aber vom Gesunden ohne Gefahr für die Ausbildung einer Gicht ausgeschieden.

Ursache der Gicht

Bei Patienten mit der erblichen Anlage zur primären Gicht besteht häufig eine verminderte Fähigkeit zur Ausscheidung der Harnsäure durch die Niere. In sehr seltenen Fällen kann auch eine vermehrte Bildung von endogener Harnsäure Ursache der Gicht sein. Im ersteren Fall verursacht die unkontrollierte Zufuhr exogener Harnsäure bei begrenzter Fähigkeit zur Ausscheidung, im zweiten Fall die gesteigerte Bildung von endogener Harnsäure einen Anstieg der Harnsäurekonzentration in den Körpersäften. Als Folgen haben wir bereits die Bildung von Harnsäurekristallen in den Geweben, der Gelenkflüssigkeit und im Urin mit den geschilderten Krankheitszeichen kennen gelernt. Die Harnsäureablagerungen im Körper des Gichtkranken können ein Vielfaches der im Körper des Gesunden enthaltenen Harnsäure (knapp ein Gramm) erreichen. Durch eine entsprechende Kost kann die Harnsäurebildung deutlich vermindert werden. Arzneimittel, welche die Harnsäurebildung hemmen oder Ausscheidung von Harnsäure fördern, ergänzen die Basisbehandlung mit einer vernünftigen Ernährung. Sie dürfen aber nur auf Anordnung des Arztes eingenommen werden.

Die richtige Ernährung des Menschen

Die Nahrung enthält für den Körper die Energie, die einerseits zum Unterhalt der lebenswichtigen Funktionen, wie Atmung und Herztätigkeit, andererseits zur Leistung körperlicher Arbeit notwendig ist. Der Energiegehalt der Nahrung wurde früher in Kilokalorien (kcal) gemessen. Die neue Einheit der Nahrungsenergie ist jedoch das Kilojoule (kJ) (sprich: Kilodschuul); dabei entspricht 1 kcal = 4,184 kJ, 1000 kJ = 1 Megajoule (MJ).

Der Energiebedarf für die unbedingt lebensnotwendigen Funktionen liegt bei einem erwachsenen Mann bei etwa 1700 kcal pro Tag. Je nach körperlicher Belastung muss ein zusätzlicher Arbeitsumsatz von 400–800 kcal dazugerechnet werden. Der tägliche Gesamtenergiebedarf für einen Büroangestellten wird demnach mit etwa 2300 kcal angesetzt. Im Überschuss zugeführte Energie wird zum größten Teil in Form von Fett abgelagert und führt zu Fettsucht.

Der Energiegehalt der Nährstoffe beträgt:
1 g Eiweiß	4,1 kcal (17 kJ)
1 g Kohlenhydrate	4,1 kcal (17 kJ)
1 g Fett	9,3 kcal (39 kJ)
1 g Alkohol	7,1 kcal (30 kJ)

Die Energiezufuhr des Menschen wird am besten durch regelmäßige (wöchentliche) Kontrolle des Körpergewichts überwacht. Das Sollgewicht (nach Broca) errechnet sich aus der Körperlänge in Zentimetern minus 100. Ein 175 cm großer Mensch sollte also etwa 75 kg wiegen.

Die verschiedenen Nährstoffe haben aufgrund ihrer chemischen Eigenschaften unterschiedliche Bedeutung sowohl für den Stoffwechsel des Menschen allgemein als auch speziell für den Purinstoffwechsel.

Eiweiß ist der wichtigste Zellbaustein. 0,8 g Eiweiß pro Kilogramm Körpergewicht sollten jeden Tag mit der Nahrung zugeführt werden, um die Neubildung von Zellen und Geweben sicherzustellen. Eiweiß ist in Lebensmitteln tierischer und pflanzlicher Herkunft enthalten (Fleisch, Fisch, Gemüse, Hülsenfrüchte). Die Zufuhr von tierischem oder pflanzlichem Eiweiß bedeutet jedoch meist auch eine Zufuhr von Purinen, da diese als wesentliche Bestandteile der Zellen ebenfalls in diesen Lebensmitteln enthalten sind. Als wichtige Ausnahme ist Eiweiß aus Milch und Ei purinfrei und deshalb für die Ernährung des Gichtkranken besonders gut geeignet.

Kohlenhydrate liefern dem Körper rasch verfügbare Energie. Die wichtigsten Kohlenhydrate sind Stärke und Zucker. Viele Lebensmittel, die Kohlenhydrate in Form von Stärke enthalten (Vollkornbrot, Kartoffel, Gemüse, Obst), sind auch Träger wichtiger Vitamine. Diese Lebensmittel sind den zuckerhaltigen Backwaren, Süßwaren und süßen Getränken vorzuziehen. Im Überschuss zugeführte Kohlenhydrate werden vom Körper in Fett umgebaut und als „Fettpolster" abgelagert.

Fett ist der energiereichste Nährstoff für den Menschen. 1 g Fett enthält doppelt so viel Energie wie 1 g Kohlenhydrate oder Eiweiß. Diese Energie ist allerdings nicht so rasch verfügbar wie die der Kohlenhydrate. Neben ihrer Aufgabe als Energiequelle erfüllen bestimmte Fette auch eine Funktion als Träger fettlöslicher Vitamine und essenzieller Fettsäuren, die der Mensch selbst nicht aufbauen kann. Überschüssiges Fett wird im Fettgewebe abgelagert.

Akohol ist kein lebensnotwendiger Nährstoff, sondern ein weit verbreitetes Genussmittel. In Deutschland werden zurzeit im Durchschnitt 8 % der täglich aufgenommenen Energie in Form von Alkohol zugeführt. Als Quelle überflüssiger Energie hat der Alkohol für die Entwicklung der Fettsucht große Bedeutung erlangt. Größere Mengen Alkohol schädigen die Leber und andere Organe. Alkohol steigert die Bildung von Purinen in der Leber und hemmt über seine Stoffwechselprodukte die Ausscheidung von Harnsäure durch die Niere. Letztere Wirkungen des Alkohols bleiben beim Gesunden ohne nachteilige Folgen, führen aber beim Gichtkranken zu einem Anstieg der Harnsäurekonzentration im Blut und den anderen Körperflüssigkeiten und können z. B. einen Gichtanfall auslösen.

Vitamine sind lebensnotwendige Steuerelemente wichtiger Stoffwechselvorgänge im menschlichen Körper. Der tägliche Bedarf an den einzelnen Vitaminen wird am besten mit einer abwechslungsreichen, aus Lebensmitteln tierischen und pflanzlichen Ursprungs bestehenden Kost gedeckt.

Mineralstoffe: Kalzium, Kalium und Kochsalz sind die wichtigsten der für die Funktion der Muskulatur oder den Aufbau des Knochens lebensnotwendigen Mineralien.

Wasser ist für alle lebensnotwendigen Stoffwechselvorgänge im menschlichen Körper unentbehrlich. Der Mensch kann zwar längere Zeit hungern, aber nur wenige Tage ohne Wasserzufuhr leben. Eine Wasseraufnahme von 1,5 l am Tag, in Form von Getränken, wird als vernünftige Menge angesehen. Patienten mit einer Gicht sollen mehr Wasser (2 l pro Tag) aufnehmen, um die Ausscheidung von Harnsäure im Urin zu beschleunigen und durch Senkung der Harnsäurekonzentration im Urin der Bildung von Harnsäuresteinen in den ableitenden Harnwegen vorzubeugen.

Ernährung bei Gicht

Die richtige Ernährung ist auch heute noch, trotz wirksamer Arzneimittel zur Senkung des Harnsäurespiegels im Blut, die Basis der Behandlung der primären Hyperurikämie und der Gicht. Durch eine vernünftige, ernährungsphysiologisch vollwertige Kost können grobe Fehler in der Ernährung ausgeschaltet und die Einnahme von Arzneimitteln verringert oder ganz vermieden werden. Besondere Bedeutung kommt der Diät in der Vorbeugung gegen Gichtanfälle und gegen Nierensteinkoliken zu. Da die ererbte Anlage für Gicht den Patienten ein Leben lang begleitet, muss die Behandlung notwendigerweise lebenslang durchgeführt werden. Unterbrechungen der Behandlung, insbesondere grobe Diätfehler, führen häufig rasch zum erneuten Ausbruch der Krankheit.

Die an sich wirksamste Diät wäre eine streng purinarme Kost mit einer Harnsäurezufuhr von weniger als 300 mg pro Tag und weniger als 2000 mg pro Woche. Diese Diät hat aber in der heutigen Wohlstandsgesellschaft keine Aussicht, über längere Zeit eingehalten zu werden, und findet nur in speziellen Fällen Anwendung. Die im Folgenden dargelegten Prinzipien einer vernünftigen Ernährung bei Gicht durch eine purinarme Kost mit keinesfalls mehr als 500 mg Harnsäure pro Tag verhindern grobe Diätfehler. Sie erlauben zwar an einzelnen Tagen eine Zufuhr von bis zu 500 mg Harnsäure, diese sollte aber an anderen Tagen durch eine Zufuhr von etwa 400 mg ausgeglichen werden. Diese Richtlinie stellt einen verwertbaren Kompromiss dar zwischen der wirksamsten Diät – der streng purinarmen – und dem berechtigten Verlangen des Gichtkranken nach einer gesunden und schmackhaften Ernährung ohne einschneidende Beschränkungen.

In der Ernährung des Gichtkranken sollen Eiweiß zu etwa 10 %, Fett zu etwa 30 % und Kohlenhydrate zu etwa 60 % den Energiebedarf decken. Zusätzliche Stoffwechselkrankheiten können geringfügige Abweichungen von dieser Verteilung erfordern. Die Verminderung des Puringehaltes der Nahrung und die Einschränkung des Alkoholkonsums sind die wichtigsten Maßnahmen, die durch eine Normalisierung des Körpergewichts noch unterstützt werden. Diese Diät ist auf Dauer zumutbar und könnte auch jedem Gesunden zu seinem Vorteil empfohlen werden.

Puringehalt-Angaben in Nährwerttabellen

Die Puringehalte in Lebensmitteln sind recht großen Schwankungen unterworfen. Dies kann durch das Stadium des Wachstums der Pflanzen oder Tiere verursacht sein, aus denen die Lebensmittel gewonnen wurden, oder durch die Art und Dauer der Lagerung. Auch bei der Zubereitung der Lebensmittel kann es zu Veränderungen des Puringehalts kommen, z. B. zu Verlusten in das Kochwasser. Da die Verpflegung eines Tages sich aus zahlreichen Lebensmitteln zusammensetzt, werden die Schwankungen im Puringehalt ausgeglichen und die für einen oder mehrere Tage berechnete Purinzufuhr ist bemerkenswert richtig.

Puringehalte in Lebensmitteln werden mit moderner Methodik durch enzymatische Analysen oder durch spezielle chromatographische Verfahren bestimmt. Diese Methoden sind empfindlicher und genauer als frühere Bestimmungsverfahren. Demzufolge liegen die Werte in der Lebensmitteltabelle dieses Buches in einigen Fällen höher als in älteren Tabellen. Der Puringehalt der Lebensmittel wird als „mg Harnsäure" angegeben, da die enzymatische Analyse diese Verbindung direkt misst und die für die Entstehung der Gicht wichtigen Purine aus Lebensmitteln im menschlichen Körper zu Harnsäure abgebaut werden. So kann man aus der Tabelle entnehmen, wie viel Harnsäure maximal (Resorptionsverluste im Darm sind abzuziehen) im Stoffwechsel aus den Purinen dieses Lebensmittels entstehen kann. Da nicht von jedem Lebensmittel jeweils 100 g gegessen werden, wird der Harnsäuregehalt sowohl in 100 g als auch pro Portion angegeben.

Prinzipien einer vernünftigen Ernährung bei Gicht (purinarme Diät)

❶ Vermeiden Sie purinreiche Lebensmittel wie Innereien oder Meeresfrüchte sowie die Haut von Geflügel, Schwein und Fisch. Essen Sie nur einmal am Tag Fleisch, Fleischwaren oder Fisch. Bevorzugen Sie darüber hinaus magere Milchprodukte als Eiweißquellen.

❷ Falls Sie auf den Genuss von Alkohol nicht verzichten möchten, ist zum Mittag- und Abendessen eine normale Portion eines alkoholhaltigen Getränkes erlaubt, aber beachten Sie auch die darin enthaltene Energie!

❸ Verringern Sie die Energiezufuhr, bis Sie Ihr Sollgewicht erreicht haben. Ersetzen Sie beim Essen Quantität durch Qualität.

Zu 1.
Die Harnsäurekonzentration im Blut und in den anderen Körperflüssigkeiten steigt proportional der mit der Nahrung zugeführten Purinmenge an. Die tägliche Menge dieser exogenen Purine kann je nach Kost bis zu 800 mg erreichen. Eine Senkung der exogenen Harnsäuremenge führt zu einem Abfall des Harnsäurespiegels im Blut. Purine sind vor allem in zellreichen Organen wie Leber, Niere, Bries, Lunge, kurz allen Innereien, und Haut enthalten. Diese sind für den Gichtkranken ausgesprochen ungünstig. Früher wurden auch Fleisch, Wurst und Fisch ver-

boten. Es gibt jedoch pflanzliche Lebensmittel wie Linsen, Erbsen und Bohnen, die pro 100 g nicht weniger Purine enthalten als Fleisch. Andere pflanzliche Lebensmittel wie Spinat, Spargel, Feldsalat enthalten pro 100 kcal sogar mehr Purine als Fleisch. Um den Eiweiß- und Energiebedarf zu decken, müsste man in Form von Gemüse wegen der geringen Gehalte an Eiweiß und Energie eine so große Menge zuführen, dass auch mit diesen pro Gewichtseinheit „purinarmen" Lebensmitteln eine größere Purinmenge zugeführt wird (Tabelle 1). Man hat deshalb die sehr einschneidenden Diätvorschriften verlassen und nur noch eine Beschränkung auf eine normale Portion (100–150 g) Fleisch, Fisch oder Geflügel pro Tag empfohlen.

Magere Milchprodukte (Quark, Käse) sind purinfrei oder sehr purinarm und deshalb als Eiweißträger in der Ernährung des Gichtkranken besonders geeignet.

Zu 2.

Alkohol vermehrt die Harnsäurebildung in der Leber und hemmt die Harnsäureausscheidung durch die Niere. Übermäßiger Alkoholgenuss

Harnsäuregehalt von Nahrungsmitteln

	mg Harnsäure pro			Portions-
	100 g	100 kcal	Portion	größe (g)
Schweineleber	300	216	375	125
Kalbsniere	210	163	263	125
Forelle	200	185	400	200
Karpfen	150	125	225	150
Schweinefleisch	150	52	225	150
Rindfleisch	140	91	210	150
Kalbfleisch	150	146	225	150
Linsen (getrocknet)	200	66	100	50
Erbsen (frisch)	150	223	225	150
Bohnen (weiß)	180	65	90	50
Spinat (frisch)	50	455	100	200
Spargel	25	167	50	200
Feldsalat	24	240	7	30
Blumenkohl	45	250	68	150
Chinakohl	25	227	13	50
Rosenkohl	60	205	90	150
Schwarzwurzel	70	500	105	150

ist deshalb häufig die Ursache eines Gichtanfalls. Dem Patienten mit einer Hyperurikämie muss dieser Zusammenhang bewusst sein und er sollte die Empfehlung einer normalen Portion Alkohol, d. h. ein Glas Bier oder ein Glas Wein oder ein Glas Aperitif, jeweils zu den beiden Hauptmahlzeiten, nicht überschreiten.

Zu 3.
Bei Übergewicht führt eine Gewichtsreduktion im Allgemeinen auch zu einer Senkung erhöhter Harnsäurespiegel im Blut. Abgesehen davon begünstigt Fettsucht weitere Stoffwechselkrankheiten wie Diabetes und Hypercholesterinämie und sollte allein deshalb beseitigt werden.

Eine Gewichtsabnahme soll nicht mit einer Radikalkur (z. B. totales Fasten) durchgeführt werden, da totales Fasten mit einer Hemmung der Harnsäureausscheidung durch die Niere einhergeht und einen für den Gichtkranken gefährlichen Anstieg des Harnsäurespiegels verursacht. Eine zeitlich befristete deutliche Verminderung der Energiezufuhr, z. B. auf 1000 kcal pro Tag, bringt bereits eine spürbare Gewichtsreduktion.

Ratschläge zur praktischen Durchführung der Diät

Wichtigste Regel in der richtigen Ernährung des Gichtkranken ist nicht das Verbot von Fleisch und nicht ein völliger Verzicht auf Alkohol, sondern das Maßhalten. Vermeiden Sie die Extreme, z. B. Hungern oder Dursten, aber auch üppige Festessen und Alkoholtouren.

Eine Diät, die wenig verbietet

Innereien wie Niere, Leber, Herz, Zunge und Bries sind sehr zellkernreich und enthalten deshalb besonders viele Purine. Sie sind verboten. Auch Ölsardinen, Sardellen und Sprotten sollten wegen ihres hohen Puringehalts nicht gegessen werden. Auch Haut enthält viel Purine.

Für die Verwendbarkeit der übrigen Lebensmittel in der Ernährung des Gichtkranken ist nicht allein der Gehalt an Purinen, sondern vor allem die Menge, die man von dem einzelnen Lebensmittel verzehrt, entscheidend. Hierzu zwei Beispiele:

● Eine Portion Fleisch von 200 g enthält bis zu 300 mg Harnsäure. Diese Menge entspricht bereits der gesamten endogenen Harnsäurebildung pro Tag. Der Gichtkranke sollte nur eine Fleischmahlzeit (100–150 g Fleisch) am Tag essen, da Gemüse und andere Beilagen auch Harnsäure enthalten.

● Trockener Fleischextrakt hat einen sehr hohen Harnsäuregehalt. Da aber zum Würzen weniger als 1 g ausreicht, ist gegen eine sparsame Verwendung nichts einzuwenden.

Empfohlen werden täglich einmal 100 bis 150 g Fleisch, Wurstwaren, Geflügel, Wild oder Fisch. Magere Milchprodukte (Quark, Käse bis zu 30 % Fett i. T.) und Ei sind als purinfreie Eiweißquellen besonders gut geeignet.

Eine fleischfreie, also streng vegetarische Ernährung ist nicht unbedingt purinarm, da Lebensmittel pflanzlicher Herkunft weniger Energie enthalten und man mit den größeren Mengen an Gemüse als Hauptgericht mehr Purine aufnimmt als mit dem gleichen Gemüse als Beilage. So genannte alternative Lebensmittel, beispielsweise aus Soja, enthalten manchmal beachtliche Mengen Purine, wenn sie Hefehydrolysate enthalten.

Hülsenfrüchte (Erbsen, Bohnen, Linsen) sollten Sie nur gelegentlich essen. Alle übrigen Lebensmittel pflanzlicher Herkunft können in ausgewogenen Mengen im Rahmen des Energiebedarfs verzehrt werden.

Eine reichliche Zufuhr von Flüssigkeit ist erwünscht. Als Getränke werden Wasser, natriumarme Mineralwässer, Fruchtsäfte, Kaffee und Tee empfohlen. Alkoholhaltige Getränke sollten nur in begrenzten Mengen genossen werden, d. h. ein Glas Bier oder ein Glas Wein oder einen Aperitif zum Mittag- und zum Abendessen.

Diese Diät kann auch ohne Probleme eingehalten werden, wenn eine Hauptmahlzeit in einer Kantine eingenommen werden muss, sofern dort mehr als ein Gericht zur Auswahl angeboten wird.

Vorurteile, die es auszuräumen gilt!

- Kaffee, Tee, Kakao und Schokolade sind nicht verboten, da die darin enthaltenen Purine nicht zu Harnsäure abgebaut werden.
  Der Energiegehalt von Schokolade ist allerdings anzurechnen.
- Kohlensäurehaltige Wässer darf der Gichtkranke trinken.
- Tomaten darf der Gichtkranke essen.
- Zwischen „hellem" und „rotem" Fleisch besteht hinsichtlich des Puringehalts kein wesentlicher Unterschied.
- Für die Beurteilung von Weißwein und Rotwein in der Diät des Gichtkranken ist allein der Alkoholgehalt entscheidend. Er liegt bei Rotwein etwas höher.
- Bier enthält neben Alkohol auch Purine, die zu Harnsäure abgebaut werden.
- Alkoholarmes oder -freies Bier enthält etwa gleich viel Purine wie normales Bier, aber weniger Alkohol.
- Der im Haushaltszucker enthaltene Fruchtzucker (Fruktose) kann, in extrem hohen Mengen verzehrt, den Harnsäurespiegel erhöhen.
- Es besteht jedoch kein Grund, dem Gichtkranken Zucker in vernünftigen Mengen zu verbieten.

Streben Sie Ihr Sollgewicht an!

Sollgewicht (Broca) (kg) = Körpergröße (cm) − 100

Durch das Geschlecht oder den Körperbau bedingte Unterschiede im Gewicht sind zwar bei wissenschaftlichen Fragestellungen wichtig, erfordern jedoch komplizierte Berechnungen, deren Gewinn für die praktische Ernährung vorerst in keinem Verhältnis zum Aufwand steht.

Auf den Seiten 146–173 sind Tagesbeispiele für eine Reduktionskost mit 1000 kcal (4184 kJ) angegeben. Eine Abmagerungskur über mehrere Tage mit weniger als 1000 kcal pro Tag nicht ohne ärztliche Beratung und Überwachung durchführen!

Kontrollieren Sie bis zum Erreichen des Sollgewichts täglich Ihr Gewicht! Wer einmal Übergewicht hatte, sollte sich wenigstens einmal in der Woche auf die Waage stellen.

Wichtige Verhaltensmaßregeln während einer Abmagerungskur sind:

- Nur eine deutliche Verminderung der Energiezufuhr, z.B. auf 1000 kcal (4184 kJ) pro Tag, bringt spürbare Gewichtsabnahme!
- Die Nahrung soll in mehreren kleinen Mahlzeiten aufgenommen werden.
- Lassen Sie sich Zeit beim Essen und trinken Sie zu Beginn der Mahlzeit ein großes Glas Wasser!
- Zusammensetzung und Größe der Mahlzeiten werden bereits am Vortag festgelegt und nicht mehr geändert.
- Die Urinmenge muss mindestens 2 l pro Tag betragen.
- Das Körpergewicht wird täglich kontrolliert und notiert, am besten in Form einer Gewichtskurve.
- Der Patient muss sich für die angestrebte Gewichtsabnahme selbst ein Ziel setzen. Mit einer 1000-kcal-Diät kann man pro Woche mindestens 0,5 kg, bei entsprechender körperlicher Tätigkeit noch mehr abnehmen.
- Zum Ansporn sollte man sich für den Erfolg auch eine Belohnung aussetzen – aber nicht in Form von erneutem übermäßigem Essen!

Besonderheiten der Diät

Diät beim Gichtanfall

Wenn trotz Behandlung ein Gichtanfall auftritt, soll der Patient weniger essen, am besten purinarm, und viel Wasser trinken in Form von Tee, Fruchtsäften oder Mineralwässern. Vorausgegangene Diätfehler oder auslösende Ursachen sollten in Zukunft vermieden werden.

Diät bei Harnsäuresteinleiden

Harnsäure ist im Urin schwer löslich. Schon bei längerem Stehen eines normalen Urins bilden sich Harnsäurekristalle. Diese Neigung zur Kristallbildung steigt mit der Konzentration der Harnsäure im Urin an. Ziel der Diät bei Harnsäuresteinleiden ist es, durch die Verringerung der Harnsäurezufuhr mit der Nahrung und damit der Harnsäureausscheidung im Urin die Bildung von Harnsäuresteinen zu verhindern. Darüber hinaus sind eine Verdünnung der Harnsäure im Urin durch erhöhte Urinmenge und die Neutralisierung des Urins, wodurch die Harnsäure besser in Lösung geht, als vorbeugende Maßnahmen gegen Harnsäuresteine nützlich.

Die Verdünnung des Urins wird durch reichliche Flüssigkeitszufuhr erreicht. Entscheidend ist die Menge des Urins, die 2 l in 24 Stunden nicht unterschreiten soll. Wasserverluste durch Schwitzen, z. B. im Sommer, müssen bei der Trinkmenge berücksichtigt werden. Die Flüssigkeitszufuhr muss rund um die Uhr, d. h. speziell vor dem Einschlafen und gegebenenfalls auch nachts, erfolgen, damit die Harnsäurekonzentration im Urin zu keiner Zeit in gefährliche Bereiche ansteigt.

Der Urin ist bei normaler Ernährung leicht sauer. Harnsäure ist jedoch in neutralen Lösungen besser löslich. Eine weitere wichtige Maßnahme ist deshalb die „Neutralisierung" des Urins. Die purinarme Ernährung mit weniger Fleisch verändert an sich schon die Eigenschaften des Urins in diese Richtung. Eine weitere Verbesserung der Löslichkeit der Harnsäure im Urin muss der Arzt mit Arzneimitteln herbeiführen.

Diät bei Komplikationen durch eine Gichtniere

Bluthochdruck, eine häufige Folge der Gichtniere, erfordert trotz moderner Arzneimittel zur Senkung des Blutdrucks eine Einschränkung der Natriumzufuhr. Natrium wird nicht nur als Kochsalz (Natriumchlorid), sondern auch in Form anderer Natriumsalze aufgenommen. Kochsalz sollte in der Küche sparsam, am Tisch überhaupt nicht verwendet werden. Diätsalz bietet einen brauchbaren Ersatz. Fertiggerichte und Konserven jeder Art enthalten in der Regel zu viel Kochsalz und sollten von Patienten mit Bluthochdruck nicht oder nur sehr wenig verzehrt werden. Alkohol erhöht den Blutdruck und sollte deshalb möglichst wenig getrunken werden. Fettsucht begünstigt den Bluthochdruck und sollte deshalb abgebaut werden.

Im Falle einer stärkeren Einschränkung der Nierenfunktion als Folge einer Gichtniere ist eine spezielle Diät notwendig, die den Eiweißgehalt der Nahrung besonders zu berücksichtigen hat. Hier wird auf das „Diätbuch für Nierenkranke" von Prof. Kluthe und Dr. Quirin aus dieser Reihe verwiesen.

Diät bei weiteren Stoffwechselkrankheiten

Fettsucht begünstigt die Entstehung von Zuckerkrankheit, Fettstoffwechselstörungen und Gicht. Eine Kombination dieser Stoffwechselkrankheiten ist in unserer Wohlstandsgesellschaft mit einem Überangebot an Nahrung und Genussmitteln nicht selten. Die wichtigste diätetische Maßnahme ist bei Fettsucht und einer oder mehrerer dieser Stoffwechselstörungen die Gewichtsreduktion.

Liegt bei einer Gicht auch eine Zuckerkrankheit vor, so kann die Diabetesdiät sehr einfach um die Richtlinien der purinarmen Diät erweitert werden. Die wichtigsten Prinzipien der Diabetesdiät sind die Beseitigung von Fettsucht, ein vernünftiger Umgang mit Zucker und die Verteilung der Nährstoffzufuhr auf mehrere kleine Mahlzeiten pro Tag.

Auch die diätetische Behandlung der Störungen des Fettstoffwechsels lässt sich ohne Schwierigkeiten mit der Diät bei Gicht in Einklang bringen.

Steht eine Hypercholesterinämie im Vordergrund, sollte die gesamte Fettzufuhr möglichst niedrig (30 % des Energiebedarfs), dabei die Zufuhr an mehrfach ungesättigten Fettsäuren jedoch relativ erhöht sein. Cholesterinreiche Lebensmittel sollten gemieden werden.

Bei Hypertriglyceridämie ist die Beseitigung einer Fettsucht am wichtigsten. Alkohol verstärkt eine Hypertriglyceridämie und sollte gemieden werden. Stärkehaltige Nahrungsmittel sind günstiger als zuckerhaltige. Der Kohlenhydratanteil in der Diät sollte 50 % der Energie nicht übersteigen.

Bei Störungen des Fettstoffwechsels ziehe man das Buch „Der Cholesterin-Ratgeber" von Prof. Schlierf und Mitarbeitern aus dieser Reihe zurate.

Streng purinarme Diät

Eine streng purinarme Diät soll nicht mehr als 300 mg Harnsäure pro Tag und nicht mehr als 2000 mg Harnsäure pro Woche enthalten. Mit dieser Diät kann man die Harnsäurebildung im Körper und die Harnsäureausscheidung im Urin stark verringern. Diese strenge Diät hat aber bei den heutigen Ernährungsgewohnheiten keine Aussicht, für längere Zeit eingehalten zu werden. Sie wird deshalb vom Arzt nur in sehr hartnäckigen Fällen und zur Prüfung des Einflusses der Diät auf den Harnsäurespiegel im Blut für einige Tage verordnet.

Bei dieser Kost wird Eiweiß vor allem in Form von mageren Milchprodukten und als pflanzliches Eiweiß zugeführt. Muskelfleisch kann zur Geschmacksverbesserung nur gelegentlich und in kleinen Mengen erlaubt werden. Die gesamte Eiweißmenge soll den Bedarf von 0,8 g pro Kilogramm Körpergewicht nicht übersteigen. Die Energiezufuhr wird knapp bemessen. Alkohol ist verboten. Die Wasserzufuhr soll mindestens 2 l pro Tag betragen. Auf den Seiten 114–145 sind sieben Tagesbeispiele einer streng purinarmen Diät angegeben.

Bei der Behandlung der Gicht mit Arzneimitteln ist zu beachten:

● Sie müssen trotzdem eine Diät einhalten, da diese den Stoffwechsel entlastet. Durch grobe Fehler in der Ernährung kann trotz Arzneimittel ein Gichtanfall oder eine Nierensteinkolik verursacht werden.

● Halten Sie sich genau an die Anordnungen hinsichtlich der täglichen Menge und der Dauer der Einnahme des Arzneimittels! Da die Gicht eine angeborene Stoffwechselkrankheit ist, bleibt die ihr zugrunde liegende Stoffwechselstörung ein Leben lang bestehen. Durch die Behandlung werden nur die Folgen, nicht aber die Ursache dieser Krankheit beseitigt. Eigenmächtiges Unterbrechen der Behandlung provoziert einen Rückfall.

● Lassen Sie die vom Arzt verordneten Kontrollen des Harnsäurespiegels im Blut regelmäßig durchführen. Nur so kann die Behandlung mit dem geringsten Risiko zum besten Erfolg führen.

● Sorgen Sie vor Feiertagen oder vor dem Antritt einer Reise für einen ausreichenden Vorrat des Arzneimittels.

● Tritt während der Behandlung ein Gichtanfall oder eine Nierensteinkolik auf, sollten Sie sich in Ihrer Ernährung an die Ratschläge halten, die Sie unter „Diät beim Gichtanfall" finden, das Arzneimittel aber wie verordnet weiter einnehmen. Suchen Sie Ihren Arzt auf, damit er Sie von den Schmerzen befreit. Er wird auch den Harnsäurespiegel im Blut kontrollieren und, falls notwendig, die Arzneimitteltherapie ändern. Sollte eine dieser akuten Schmerzattacken trotz regelmäßiger Einnahme des Arzneimittels auftreten, erforschen Sie Ihr Gewissen, ob Sie keinen groben Diätfehler begangen haben oder einer Auslösesituation ausgesetzt waren. Ziehen Sie aber nicht den Schluss, die Behandlung habe nichts genützt. Ohne Behandlung wäre diese Komplikation früher aufgetreten und schwerer verlaufen.

Puringehalt in Lebensmitteln

Lebensmittel	Harnsäure (mg) pro 100 g	Portion	Portions-größe (g)	Energie (kcal) pro 100 g	Portion
Fleisch, Geflügel Fleischwaren					
Rindfleisch					
Braten, roh	140	210	150	154	231
Filet, roh	150	225	150	122	183
Ochsenbrust, roh	110	165	150	259	389
Schulter, roh	130	195	150	145	218
Schweinefleisch					
Braten, roh	150	225	150	289	434
Filet, roh	170	255	150	106	159
Schnitzel, roh	170	255	150	106	159
Schulter, roh	160	240	150	221	332
Kalbfleisch					
Braten, roh	150	225	150	103	155
Haxe, roh	140	210	150	103	155
Lende, roh	160	240	150	135	203
Hammelfleisch					
Braten, roh	140	140	100	239	239
Lammfleisch					
Schlegel, roh	120	150	125	122	153
Pferdefleisch					
Rose	150	225	150	113	170
Wild					
Hase, Schulter, roh	170	255	150	119	179
Hirsch, Schlegel, roh	160	240	150	118	177
Kaninchen, roh	180	270	150	158	237
Reh, Schlegel, roh	150	225	150	103	155
Geflügel					
Ente, roh	150	225	150	232	348
Ente, gebraten	180	270	150	296	444

Puringehalt in Lebensmitteln (Fortsetzung)

Lebensmittel	Harnsäure (mg) pro		Portionsgröße (g)	Energie (kcal) pro	
	100 g	Portion		100 g	Portion
Fasan	210	315	150	154	231
Gänsebrust, roh	190	285	150	179	269
Hühnerkeule, roh	160	240	150	109	164
Huhn, gegrillt, mit Haut	240	360	150	191	287
Haut, gegrillt	300	60	20		
Putenschnitzel, roh	160	240	150	112	168
Taube	180	270	150	170	255
Innereien					
Entenleber	360	445	125	132	165
Gänseleber	360	445	125	132	165
Hühnerleber	360	445	125	136	170
Kalbsbries, roh	900	900	100	104	104
Kalbsherz, roh	180	180	100	114	114
Kalbshirn, roh	90	90	100	112	112
Kalbsleber, roh	260	325	125	119	149
Kalbslunge, roh	240	300	125	94	118
Kalbsmilz, roh	340	340	100	105	105
Kalbsniere, roh	210	263	125	129	161
Rinderhirn, roh	90	90	100	131	131
Rindskutteln, roh	140	175	125	127	159
Rinderleber, roh	360	450	125	119	149
Rinderlunge, roh	340	425	125	103	129
Rinderzunge, roh	160	240	150	212	318
Schweineherz, roh	180	180	100	105	105
Schweinehirn, roh	80	80	100	126	126
Schweineleber, roh	300	375	125	139	174
Schweinemilz, roh	380	475	125	106	133
Schweineniere, roh	255	319	125	117	146
Schweinezunge, roh	140	210	150	230	345
Fleisch- und Wurstwaren					
Bierschinken	80	80	100	174	174
Blutwurst	40	60	150	309	464

Puringehalt in Lebensmitteln (Fortsetzung)

Lebensmittel	Harnsäure (mg) pro 100 g	Portion	Portions- größe (g)	Energie (kcal) pro 100 g	Portion
Bockwurst	110	165	150	281	422
Bratwurst, Kalb	90	135	150	273	410
Bratwurst, Schwein	100	150	150	347	521
Corned Beef	60	75	125	147	184
Fleischwurst	80	100	125	301	376
Frankfurter Würstchen	70	105	150	269	404
Frühstücksfleisch	50	63	125	292	365
Jagdwurst	100	125	125	349	436
Kalbsleberwurst	120	60	50	344	172
Knackwurst	110	138	125	355	444
Lachsschinken	180	180	100	433	433
Landleberwurst	110	55	50	414	207
Leberkäs	70	105	150	323	485
Mettwurst	70	35	50	460	230
Mortadella, deutsch	120	120	100	349	349
Presssack, weiß	60	90	150	376	564
Presssack, rot	60	90	150	376	564
Putenwurst	130	130	100	193	193
Salami	100	50	50	525	263
Schinken, gekocht, mager	130	130	100	125	125
Schinken, gekocht, durchwachsen	110	110	100	219	219
Schinken, roh, mager	160	160	100	280	280
Schinken, roh, durchwachsen	130	130	100	366	366
Speck, fett	10	3	30	771	231
Streichleberwurst	140	70	50	373	187
Weißwurst	70	123	175	291	509
Wiener Würstchen	80	120	150	284	426
Fische					
Dorsch, ohne Haut	180	270	150	79	119
Forelle, mit Haut	200	400	200	108	216
Hering, mit Haut	320	480	150	238	357

Puringehalt in Lebensmitteln (Fortsetzung)

Lebensmittel	Harnsäure (mg) pro 100 g	Harnsäure (mg) pro Portion	Portionsgröße (g)	Energie (kcal) pro 100 g	Energie (kcal) pro Portion
Hering, ohne Haut	190	285	150	238	357
Heilbutt, ohne Haut	170	255	150	145	218
Kabeljau, mit Haut	110	165	150	79	119
Karpfen, mit Haut	150	225	150	120	180
Makrele, mit Haut	170	255	150	187	281
Rotbarsch, ohne Haut	130	195	150	110	165
Schellfisch, ohne Haut	140	210	150	77	116
Schellfisch, mit Haut	180	270	150	77	116
Scholle, ohne Haut	130	195	150	80	120
Seelachs, mit Haut	180	270	150	85	128
Räucherfische					
Aal	80	80	100	335	335
Bückling, ohne Haut	145	145	100	379	379
Forelle, ohne Haut	180	180	100	135	135
Heilbutt	200	200	100	228	228
Lachs	170	170	100	257	257
Makrele	170	170	100	228	228
Rotbarsch, ohne Haut	160	160	100	151	151
Schillerlocken	140	140	100	308	308
Sprotten	500	500	100	249	249
Fischkonserven					
Anchovis, Sardellen	260	52	20	107	21
Bismarckhering	180	270	150	215	323
Brathering, ohne Haut	160	240	150	248	372
Fischstäbchen (TK)	90	135	150	164	246
Hering in Gelee	90	135	150	168	252
Kaviar, deutsch	20	10	50	118	59
Krabben (TK)	165	165	100	124	124
Matjesfilet	210	210	100	205	205
Ölsardinen, mit Haut und Gräten	350	350	100	430	430
Thunfisch in Öl	180	180	100	290	290

Puringehalt in Lebensmitteln (Fortsetzung)

Lebensmittel	Harnsäure (mg) pro 100 g	Portion	Portions- größe (g)	Energie (kcal) pro 100 g	Portion
Weinbergschnecken	95	57	60	77	46
Milch, Milchprodukte, Eier					
Vollmilch	0	0	200	66	132
Joghurt, natur	0	0	125	71	89
Quark, 20 % F. i. Tr.	0	0	100	112	112
Camembert, 45 % F. i. Tr.	30	15	50	286	143
Emmentaler, 45 % F. i. Tr.	10	3	30	385	116
Gouda, alt, 45 % F. i. Tr.	16	8	50	365	183
Harzer Käse, 10 % F. i. Tr.	20	10	50	135	68
Limburger, 20 % F. i. Tr.	24	12	50	188	94
Schafskäse	30	15	50	385	193
Schmelzkäse, 60 % F. i. Tr.	13	4	30	323	97
Schmelzkäse, 40 % F. i. Tr.	20	6	30	251	75
Schmelzkäse, 20 % F. i. Tr.	26	8	30	176	53
Vollei (1 Ei = 60 g)	<5	3	60	160	96
Fette					
Butter	0	0	10	734	73
Margarine	0	0	10	709	71
Kartoffeln und Kartoffelprodukte					
Kartoffeln, roh	15	23	150	68	102
Kartoffeln, gekocht	15	23	150	68	102
Kartoffelchips, mit Paprika	90	27	30	507	152
Kartoffelchips, gesalzen	70	21	30	507	152
Kartoffelknödel, halb und halb	40	20	50	327	164
Pommes frites	15	15	100	290	290
Püreepulver	40	24	60	313	188
Gemüse					
Artischocken	50	75	150	18	27
Auberginen	20	30	150	15	23

Puringehalt in Lebensmitteln (Fortsetzung)

Lebensmittel	Harnsäure (mg) pro 100 g	Portion	Portions-größe (g)	Energie (kcal) pro 100 g	Portion
Bambussprossen, Dose	15	8	50	13	7
Blumenkohl	45	68	150	18	27
Brokkoli	50	75	150	21	32
Chicorée	15	8	50	14	7
Chinakohl	25	13	50	11	6
Endivie	11	3	30	7	2
Feldsalat	24	7	30	10	3
Fenchel	16	24	150	20	30
Grünkohl	30	45	150	30	45
Gewürzgurken	15	8	50	8	4
Karotten	10	15	150	24	36
Kohlrabi	30	30	100	21	21
Kopfsalat	10	3	30	9	3
Kresse	30	6	20	29	6
Kürbis	7	11	150	24	36
Lauch (Porree)	40	60	150	21	32
Mais, Dose	50	50	100	270	270
Oliven, schwarz	30	9	30	128	38
Oliven, grün	25	8	30	128	38
Paprika, grün	10	10	100	18	18
Paprika, rot	15	15	100	18	18
Radieschen, Rettich	10	5	50	13	7
Rosenkohl	60	90	150	29	44
Rote Bete, frisch	20	30	150	40	60
Rotkraut	40	60	150	19	29
Salatgurken	6	9	150	11	17
Sauerampfer	55	14	25	23	6
Sauerkraut	20	30	150	16	24
Schnittlauch	30	6	20	21	4
Schwarzwurzeln	70	105	150	14	21
Sellerie (Knolle)	30	15	50	16	8
Spargel	25	50	200	15	30
Spinat, frisch	50	100	200	11	22
Tapioka	30	3	10	133	13
Tomaten	10	15	150	18	27

Puringehalt in Lebensmitteln (Fortsetzung)

Lebensmittel	Harnsäure (mg) pro		Portions-größe (g)	Energie (kcal) pro	
	100 g	Portion		100 g	Portion
Weißkraut	20	30	150	23	35
Wirsing	40	60	150	20	30
Zucchini	20	30	150	15	23
Zwiebeln	15	3	20	29	6
Hülsenfrüchte					
Bohnen, grün, frisch	42	63	150	31	47
Bohnen, weiß, getrocknet	180	90	50	279	140
Erbsen, grün, frisch	150	225	150	67	101
Kichererbsen	130	130	100	147	147
Linsen, getrocknet	200	100	50	301	151
Sojabohnen	220	44	20	293	59
Sojakeimlinge	15	8	50	52	26
Sojafleisch, verzehrfertig	50	50	100	320	320
Soja-Knackwurst	100	100	100	330	330
Sojaschrot	200	100	50	343	172
Sojasoße	60	3	5	71	4
Tofu	70	70	100	77	77
Pilze					
Austernpilze, frisch	90	180	200	11	22
Champignons, frisch	60	120	200	16	32
Maronen, frisch	50	75	150	25	38
Pfifferlinge, frisch	30	60	200	11	22
Steinpilze, frisch	80	160	200	20	40
Egerlinge, frisch	100	150	150	15	23
Obst					
Ananas	20	20	100	55	55
Apfel	15	15	100	54	54
Aprikosen	20	30	150	44	66
Avocado	30	30	100	205	205
Bananen	25	25	100	91	91

Puringehalt in Lebensmitteln (Fortsetzung)

Lebensmittel	Harnsäure (mg) pro		Portions-größe (g)	Energie (kcal) pro	
	100 g	Portion		100 g	Portion
Birnen	15	23	150	55	83
Brombeeren	15	22	150	41	62
Erdbeeren	25	38	150	32	48
Grapefruit	15	15	100	38	38
Heidelbeeren (TK)	20	30	150	50	75
Himbeeren	18	27	150	35	53
Johannisbeeren, rot	15	23	150	35	53
Kirschen, süß	15	23	150	62	93
Kiwi	19	15	80	51	41
Melone, Honig-	25	50	200	54	108
Melone, Wasser-	20	40	200	37	74
Orangen	20	30	150	42	63
Pfirsich	18	27	150	41	62
Preiselbeeren	13	7	50	36	18
Rhabarber	5	8	150	14	21
Stachelbeeren (TK)	15	23	150	28	42
Weintrauben, weiß	20	30	150	69	104
Weintrauben, blau	20	30	150	69	104
Zwetschen	20	30	150	49	74
Trockenobst					
Apfel	60	30	50	261	131
Aprikosen	75	38	50	244	122
Datteln	50	25	50	276	138
Feigen	60	30	50	239	120
Pflaumen	60	30	50	226	113
Nüsse und Samen					
Erdnüsse	70	21	30	539	162
Haselnüsse	40	8	20	603	121
Mandeln	40	8	20	554	111
Paranüsse	22	4	20	621	124
Walnüsse	25	5	20	622	124
Sonnenblumenkerne	160	16	10	537	54
Sesamkerne	80	4	5	525	26

Puringehalt in Lebensmitteln (Fortsetzung)

Lebensmittel	Harnsäure (mg) pro 100 g	Portion	Portionsgröße (g)	Energie (kcal) pro 100 g	Portion
Brot und Backwaren					
Ballaststoff-Roggen-Knäckebrot	100	10	10	350	35
Brötchen	40	18	45	263	118
Leinsamenbrot	45	18	40	275	110
Lieken Urkorn	75	38	50	194	97
Milch-Vollkorn-Knäckebrot	100	10	10	315	32
Mischbrot	45	23	50	222	111
Roggen, Sechskorn	66	33	50	211	106
Roggenvollkornbrot	50	25	50	194	97
Roggen-Vollkorn-knäckebrot	120	12	10	320	32
Weißbrot	40	20	50	232	116
Weizenknäckebrot	100	10	10	320	32
Weizenknäckebrot mit Sesam	160	16	10	367	37
Weizenvollkornbrot	60	30	50	198	99
Zwieback	60	6	10	366	37
Cornflakes	80	16	20	348	70
Nürnberger Lebkuchen	60	60	100	399	399
Salzstangen	100	30	30	345	104
Nährmittel und Getreide					
Buchweizen	150	30	20	346	69
Gerstengraupen	100	20	20	329	66
Grieß	80	16	20	321	64
Grünkern	80	16	20	327	65
Haferflocken	100	20	20	355	71
Hirse	85	25	30	346	104
Mohn	150	45	30	477	143
Nudeln, gekocht	30	60	200	150	300
Nudeln, Vollkorn-, gekocht	50	100	200	159	318
Nudeln, Vollkorn-, roh	80	48	60	343	206

Puringehalt in Lebensmitteln (Fortsetzung)

Lebensmittel	Harnsäure (mg) pro 100 g	Portion	Portions- größe (g)	Energie (kcal) pro 100 g	Portion
Nudeln, Eier-, gekocht	22	44	200	116	232
Nudeln, Eier-, roh	60	36	60	354	212
Reis, Natur-, gekocht	35	70	200	128	256
Reis, weiß, gekocht	25	50	200	90	180
Roggen, ganzes Korn	70	21	30	269	81
Sago	80	24	30	350	105
Weizen, ganzes Korn	90	27	30	309	93
Weizenmehl, Typ 405	40	12	30	349	105
Gewürze, Kräuter und Zutaten					
Bäckerhefe	450	23	5	78	4
Gelatine	15	1	2	339	7
Kakao, Pulver	80	8	10	357	36
Kapern	20	2	10	10	1
Kümmel	150	3	2	0	0
Meerrettich	30	5	5	60	3
Orangeat (1 Päckchen)	25	3	10	320	32
Petersilie	40	1	2	61	1
Tomatenketchup	60	12	20	108	22
Süßwaren					
Halbbitterschokolade	0	0	30	553	166
Marzipan	50	15	30	466	140
Nougat, hell oder dunkel	60	18	30	578	173
Nuß-Nougat-Creme	70	21	30	513	154
Vanilleeiscreme	10	10	100	203	203
Vollmilchschokolade	0	0	30	555	167
Alkoholfreie Getränke					
Bohnenkaffee, Getränk	0	0	125	2	3
Tee, Getränk	0	0	125	1	1
Coca-Cola	10	20	200	57	114
Coca-Cola light	2	4	200	4	8
Bier, hell, alkoholfrei	10	50	500	30	150

Puringehalt in Lebensmitteln (Fortsetzung)

Lebensmittel	Harnsäure (mg) pro		Portions-größe (g)	Energie (kcal) pro	
	100 g	Portion		100 g	Portion
Apfelsaft	8	8	100	47	47
Grapefruitsaft	10	10	100	48	48
Karottensaft	5	5	100	21	21
Orangensaft	12	12	100	45	45
Sanddornsaft	3	3	100	42	42
Tomatensaft	5	5	100	17	17
Alkoholische Getränke					
Klarer Schnaps	0	0	20	248	50
Pils	10	33	330	66	218
Rotwein	0	0	200	76	152
Sekt	0	0	200	81	162
Vermouth, weiß	10	5	50	120	60
Vollbier, hell	15	75	500	55	275
Weißbier	15	75	500	53	265
Weißwein	0	0	200	76	152

Allgemeine Hinweise zu den Rezepten

Rezeptbesprechung

- Die Rezepte sind für eine Person erstellt und berechnet.
- Bei Backwaren ist die Zahl in Portionen/Stücken angegeben und für eine Portion/Stück berechnet.
- Bei den Nährwertangaben der Tagespläne wurden die Stellen hinter dem Komma nicht angegeben; sie wurden auf- bzw. abgerundet.
- Die Nährwertangaben der einzelnen Rezepte sind mit einer Stelle nach dem Komma aufgeführt.
- Grundlage der Berechnung ist der essbare Anteil eines Lebensmittels ohne Abfallmenge (z. B. Schalen). Entsprechende Zuschläge sind deshalb beim Lebensmitteleinkauf erforderlich.
- Die Nährwertberechnungen in diesem Buch wurden mit dem Prodi-Computerprogramm 4.5 expert, Wissenschaftliche Verlagsgemeinschaft, Stuttgart 1998 mit Ausnahme der Purine (Tabelle 2) durchgeführt.
- Die Berechnung der Harnsäurewerte erfolgte mit neuen Purinwerten für Lebensmittel (Tabelle 2), die mit einer spezifischen enzymatischen Methode bestimmt wurden. Die Puringehalte werden als „mg Harnsäure" angegeben, um einen direkten Bezug zwischen den Purinen in der Nahrung und der daraus im Körper entstehenden Harnsäure herzustellen. Einschränkend muss erwähnt werden, dass die Purine in Lebensmitteln vom Darm nicht vollständig resorbiert werden.
- Die Harnsäuregehalte in den Rezepten und Tagesplänen wurden zum besseren Verständnis der Zahlen nicht auf- oder abgerundet. Wegen der normalen Schwankungen des Puringehalts der Lebensmittel und der Einflüsse von Lagerung und Zubereitung auf den Puringehalt darf man aber bei den Summenwerten für Mahlzeiten und Tagespläne der letzten Stelle der Zahlen kein zu großes Gewicht beimessen.

Tipps für die Vor- und Zubereitung der Lebensmittel

- Gemüsebrühe kann auf Vorrat gekocht und für die Zubereitung von Suppen, Fleischgerichten und Soßen verwendet werden. Anmerkung: Zur Herstellung der Speisen (siehe Rezepte) sollte immer etwas an Gemüsebrühe vorrätig sein.
- Obst und Gemüsesäfte erst kurz vor dem Verzehr auspressen.
- Salate unmittelbar vor dem Verzehr vor- und zubereiten.

- Frische Küchenkräuter knapp vor dem Anrichten säubern, zerkleinern und zu den einzelnen Speisen geben.
- Die Speisen im zugedeckten Kochgeschirr in wenig Flüssigkeit garen, um den Vitaminverlust möglichst gering zu halten.
- Speisen nach Möglichkeit nicht warm halten.
- Das Gemüse nicht in zu großen Mengen kochen, denn Aufgewärmtes hat den Vitamingehalt praktisch verloren.
- Fettarme Zubereitungsarten bevorzugen.
- Fette in Form von hochwertigen Pflanzenölen wie Oliven-, Maiskeim-, Distel-, Sonnenblumen- oder Rapsöl und Margarinensorten mit überwiegend ungesättigten Fettsäuren sind auf jeden Fall zu bevorzugen.
- Anstelle von Butter kann auch Margarine verwendet werden.

Fett sparende Garmethoden

Brat-Klarsichtfolien ermöglichen das Garen von Lebensmitteln beinahe ausschließlich im eigenen Saft; bei Bedarf ca. 1 EL Wasser dazugeben. Sie sind geeignet für die Zubereitung von Fisch, Fleisch und Geflügel im Backrohr.

Bratpapier ist eine moderne Brathilfe, mit der alles wie bisher in der Pfanne gebraten werden kann, nur ohne Fett. Tipps und Hinweise sind auf der Packung angegeben.

Backpapier: Damit kann man Kuchenbleche und -formen mühelos auslegen. Alle Gebäcke lösen sich leicht und problemlos. Formen und Bleche brauchen nicht mehr gefettet zu werden.

Alufolie macht eine fettarme Zubereitung von Fleisch, Geflügel, Fisch, Gemüse und Kartoffeln möglich. In Alufolie eingeschlagen, kann im Backrohr, auf dem Grill oder auf dem Herd in der Pfanne bzw. im Topf mit etwas Wasser gegart werden.

Der Tontopf (Römertopf) ist für eine fettarme Herstellung von Speisen sehr geeignet. Die beiliegende Gebrauchsanweisung ist dabei zu beachten. Zum Garen eignen sich besonders Fleisch, Fisch und Geflügel, aber auch Gemüse und Kartoffeln können darin zubereitet werden.

Beschichtete Pfannen und Töpfe werden in mannigfacher Ausführung angeboten. Das Garen darin ist problemlos, auch ohne Fett.

Zum Grillen stehen verschiedene Geräte zur Verfügung, u. a. Tischgeräte, Grillpfannen und Grillvorrichtungen in Küchenherden. Ohne oder mit sehr wenig Fett können vor allem Gerichte aus Fleisch, Fisch und Geflügel leicht zubereitet werden.

Beim Einsatz eines Dampfdrucktopfes ist es wichtig, sich vor der Inbetriebnahme genau über die Handhabung zu informieren. Die Zubereitung ist mit und ohne Fett möglich. Die Garzeit ist bedeutend kürzer als in allen herkömmlichen Töpfen und Pfannen.

Küchenkräuter, Gewürze und Würzhilfen

Basilikum hat eine intensive Würzkraft und kann frisch (klein gehackt) oder getrocknet für Fleisch, Suppen, Soßen und Salate verwendet werden.

Beifuß wird frisch oder getrocknet für Beizen zu Wild- und Sauerbraten oder für Schweine- und Gänsebraten verwendet.

Bohnenkraut ist eine würzige Geschmackszutat und wird frisch (klein gehackt) oder getrocknet Suppen, Fleisch- und Fischgerichten, Bohnengerichten beigegeben. Wird auch zum Einlegen von Essiggurken verwendet.

Borretsch hat einen leicht gurkenähnlichen Geschmack und wird deshalb frisch und klein gehackt für Salate (besonders Gurkensalat), Eintopf, Soßen (z. B. Kräutersoßen) und Joghurtmischungen genommen.

Brunnenkresse kann als Salat oder klein gehackt zu den verschiedenen Salaten verwendet werden.

Dill frisch, tiefgekühlt oder getrocknet wird für Salate (Gurke), Suppen, Soßen, Fischgerichte und zum Einlegen von Gewürzgurken verwendet.

Estragon: Sehr aromatisch, wird für Suppen, Geflügel, Salate, Kräutersoßen, Hülsenfrüchte und Kohl genommen.

Kapern in gesalzenem Weinessig eingelegt sind in Röhrchen oder Gläsern im Handel zu beziehen. Geeignetes Würzmittel für Fleisch- und Fischgerichte sowie für Soßen und Salat.

Kerbel: Mit klein gehacktem frischem oder getrocknetem Kerbel würzt man Soßen, Kräutersuppen, Salate, Fische und Kräuterbutter. Nicht kochen.

Knoblauch hat einen herzhaften und scharfen Geschmack, wird frisch (fein zerrieben) oder pulverisiert für Fleischgerichte, Soßen, Spinat, Tomaten verwendet. Man reibt die Salatschüsseln mit einer Knoblauchzehe aus, damit die Salate einen noch würzigen Geschmack bekommen.

Kümmel: Kräftiges Aroma, trägt zur Bekömmlichkeit der Speisen bei. Beliebtes Gewürz für Brot, Käse, Quark, verschiedene Kartoffelgerichte und Gemüse (Kohlgemüse).

Liebstöckel: Reich an Vitamin C. Frisches Kraut verleiht Fleischgerichten (Rind- und Hammelfleisch), Salaten, Suppen und Soßen einen herzhaften Geschmack. Die getrockneten Wurzelstöcke kann man zum Braten von Rindfleisch beigeben.

Lorbeer hat ein intensives Aroma, sollte sparsam für Fleischgerichte (Sauerbraten, Wild), Fischgerichte, Fischsud, Beizen, Soßen verwendet werden.

Majoran entwickelt starke Duftstoffe, kann Gänsebraten, Leberspeisen, Kartoffel- oder Fischgerichten, Soßen, Suppen frisch oder getrocknet beigegeben werden. Wird er frisch verwendet, nicht kochen lassen.

Petersilie ist Träger von Vitamin C. Nicht mitkochen lassen. Frisch (klein gehackt) zu verwenden für Salate, Kartoffeln, Gemüse, Soßen, Quark. Wurzeln als Beigabe zu Suppen, Fisch- oder Fleischgerichten. Kann auch getrocknet oder tiefgefroren verwendet werden.

Rosmarin kann frisch, getrocknet oder pulverisiert zu Fleisch-, Fisch-, Wildgerichten verwendet werden. Sparsam verwenden, hat einen sehr intensiven Geschmack.

Salbei wird frisch oder getrocknet zu Leber, Fisch, Geflügel, Wild, Soßen und Gemüsen verwendet.

Schnittlauch wird frisch (klein geschnitten) für Salate, Suppen, Gemüse, Quark verwendet.

Selleriekraut hat starke Würzkraft, sollte deshalb sparsam verwendet werden. Klein geschnitten wird es Suppen und Gemüsen beigegeben.

Senf: Senf ist ein vielseitiges Würzmittel der feinen Küche. Es verbessert nicht nur den Geschmack einzelner Speisen, sondern auch deren Bekömmlichkeit. Wird in verschiedenen Geschmacksrichtungen angeboten. Geeignet für kalte Braten, Wurst, Soßen, Eier- und Fleischgerichte.

Thymian hat ein herbwürziges Aroma, deshalb sparsam verwenden. Kann frisch oder getrocknet für Suppen, Soßen, Salate, Eintöpfe, Fleisch, Geflügel und Kartoffelgerichte eingesetzt werden.

Wacholderbeeren sind verdauungsfördernd. Die getrockneten, ganzen oder zerdrückten Beeren werden für Beizen, Wild, Sauerbraten, Fisch, Soßen, Sauerkraut verwendet.

Worcestersoße: Würzsoße aus Sojabohnen, Essig, Zwiebeln, Limonen, Tamarindensaft, Salz und Gewürzen. Geeignet für dunkle Suppen, Fleischgerichte und Soßen.

Zimt kann gemahlen oder in Stangen für Kompotte eingesetzt werden.

Zitrone: Nach Möglichkeit chemisch unbehandelte Zitronen bevorzugen. Nur Zitronenschalen von reifen Zitronen verwenden. Geeignet für süße Quarkspeisen, Kompott, Getränke, Fischsud und Fleischteige.

Zitronensaft ist besonders geeignet für Getränke, Obstspeisen, Fisch, Soßen, Salate.

Zitronenmelisse schmeckt zitronenähnlich und wird nur frisch und in kleinen Mengen für Salate, Soßen, Marinaden verwendet.

Zwiebeln: Die Zwiebel rechnet man eigentlich zu den Gemüsen. Gleichzeitig ist sie ein unentbehrliches Würzmittel; manche Gerichte würden ohne sie nur halb so herzhaft schmecken. Geeignet für Eintöpfe, Fleisch- und Fischgerichte, Soßen und Salate.

Anmerkung:

Küchenkräuter, Gewürze und Gewürzhilfen sind bei der Zubereitung der Speisen reichlich einzusetzen.

Dafür kann die Kochsalzmenge reduziert werden. Der sparsame Verbrauch ist immer empfehlenswert; auf jeden Fall soll nur jodiertes Speisesalz Verwendung finden.

Verschiedene Rezepte

Zum Mitnehmen außer Haus geeignet als Kaltverpflegung am Arbeitsplatz, bei Ausflügen, als Picknick usw.:

Ungarischer Reissalat	Rezept Nr. 89
Griechischer Salat	Rezept Nr. 93
Dänischer Nudelsalat	Rezept Nr. 109
Nudelsalat nach Hausfrauenart	Rezept Nr. 29
Bunter Hörnchensalat	Rezept Nr. 148
Käsesalat „garniert"	Rezept Nr. 135
Fruchtiger Käsesalat	Rezept Nr. 60
Liptauer Käse	Rezept Nr. 84
Rindfleischsalat	Rezept Nr. 12
Fleischsalat badisch	Rezept Nr. 68
Sandwich	Rezept Nr. 2

Gemüsekraftbrühe (auf Vorrat) (Nr. 1)

1 Portion:

1 große	Karotte
1 große	Petersilienwurzel
1 große	Pastinakenwurzel
1 mittelgroße	Sellerieknolle
2 Stangen	Lauch
1 kleine	Zwiebel
20 g (2 EL)	Sonnenblumenöl
3 l	Wasser

- Gemüse waschen, putzen, klein schneiden, in heißem Öl leicht anrösten, mit Wasser aufgießen und darin langsam gar kochen. Durch ein feines Sieb geben, abkühlen lassen. Zugedeckt im Kühlschrank aufbewahren oder einfrieren.

Sandwich (Nr. 2)

1 Portion:

50 g (1)	Roggenvollkornbrötchen
5 g (1 TL)	Margarine
etwas	Senf, mittelscharf
10 g	Kopfsalat
50 g	Tomate in Scheiben

- Kalbshacksteak (Rezept Nr. 125)

- Brötchen halbieren, beiderseits mit Margarine und Senf bestreichen.

- Auf die untere Hälfte des Brötchens Salatblatt, Tomatenscheiben und Hacksteak geben, die obere Hälfte auflegen.

Nährwerte: **124 mg HS**, 21,7 g EW, 12 g F, 23,9 g KH, 4,1 g BS, 299 kcal/1251 kJ

Biskuit (Nr. 3)

10 Stück/10 Portionen:

180 g (3)	*Eier*
125 g	*Zucker*
10 g (1 P.)	*Vanillinzucker*
125 g	*Mehl*

zum Ausfetten:

10 g (1 EL)	*Butter*

- Eier trennen, Eigelb, Zucker und Vanillinzucker so lange schaumig rühren, bis die Masse dicklich wird. Eiklar zu sehr steifem Eischnee schlagen und auf den Eigelbschaum geben, ebenso das gesiebte Mehl. Alles zusammen schnell und gleichmäßig unterheben. Die Biskuitmasse in die gefettete Springform füllen und bei Mittelhitze ca. 30 Min. backen.

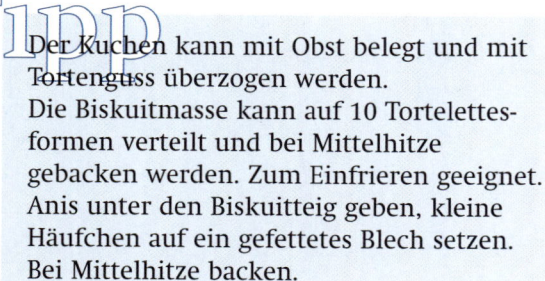

Tipp

Der Kuchen kann mit Obst belegt und mit Tortenguss überzogen werden.
Die Biskuitmasse kann auf 10 Tortelettes-formen verteilt und bei Mittelhitze gebacken werden. Zum Einfrieren geeignet.
Anis unter den Biskuitteig geben, kleine Häufchen auf ein gefettetes Blech setzen. Bei Mittelhitze backen.

Nährwerte: **6 mg HS**, 3,6 g EW, 2,8 g F, 22,5 g KH, 0,5 g BS, 133 kcal/556 kJ

Orangenbiskuit (Nr. 4)

10 Stück/10 Portionen:

180 g (3)	Eier
125 g	Zucker
150 g	Mehl
45 g (3 EL)	Orangensaft, frisch

zum Ausfetten:

10 g (1 EL)	Butter

- Biskuitteigzubereitung siehe Biskuit (Rezept Nr. 3).
- Die Masse in eine ausgefettete Rehrückenform füllen und bei Mittelhitze backen.

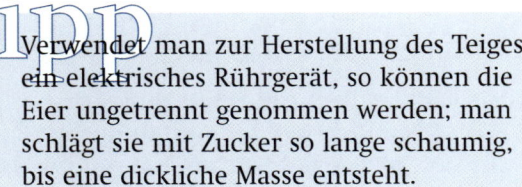

Tipp

Verwendet man zur Herstellung des Teiges ein elektrisches Rührgerät, so können die Eier ungetrennt genommen werden; man schlägt sie mit Zucker so lange schaumig, bis eine dickliche Masse entsteht.

Nährwerte: 7 mg HS, 3,8 g EW, 3 g F, 23,6 g KH, 0,6 g BS, 140 kcal/585 kJ

Gefüllte Biskuitroulade (Nr. 5)

10 Stück/10 Portionen:

180 g (3)	*Eier*
90 g	*Zucker*
10 g (1 P.)	*Vanillinzucker*
90 g	*Mehl*
45 g (3 EL)	*Zucker*

zur Fülle:

250 g	*Speisequark, 20 % Fett*
45 g (3 EL)	*Zucker*
15 g (1 EL)	*Zitronensaft*
etwas	*Zitronenschale, abgerieben*
45 g (3 EL)	*Milch, 3,5 % Fett*
ca. 8 g (4 Bl.)	*Gelatine, weiß*
35 g (1)	*Eiklar, steif geschlagen*
ca. 20 g	*Puderzucker*

- Biskuitteigzubereitung siehe Biskuit (Rezept Nr. 3).
- Die Masse gleichmäßig auf ein mit Pergamentpapier belegtes Blech streichen und ca. 10 Minuten hell backen, auf ein gezuckertes Küchentuch stürzen, das Papier abziehen und sofort zusammenrollen, erkalten lassen.
- Quark mit Zucker, Zitronensaft, -schale und Milch schaumig rühren. Die Gelatine nach Vorschrift auflösen und unterrühren, kalt stellen; sobald die Creme zu stocken beginnt, den steifen Eischnee unterziehen.
- Die Biskuitplatte vorsichtig zurückrollen, mit der Creme bestreichen, wieder aufrollen und mit Puderzucker bestreuen.

Nährwerte: **5 mg HS**, 7,1 g EW, 3,4 g F, 28,9 g KH, 0,4 g BS,
179 kcal/749 kJ

Gefüllte Biskuitroulade (Nr. 5a)

10 Stück/10 Portionen:

180 g (3)	*Eier*
90 g	*Zucker*
10 g (1 P.)	*Vanillinzucker*
90 g	*Mehl*
45 g (3 EL)	*Zucker*

zur Fülle:

250 g	*Speisequark, 20 % Fett*
45 g (3 EL)	*Zucker*
15 g (1 EL)	*Zitronensaft*
etw.	*Zitronenschale, abgerieben*
45 g (3 EL)	*Milch, 3,5 % Fett*
ca. 8 g (4 Bl.)	*Gelatine, weiß*
200 g	*Sahne, 30 % Fett*
ca. 20 g	*Puderzucker*

- Biskuitteigzubereitung siehe Biskuit (Rezept Nr. 3).
- Die Masse gleichmäßig auf ein mit Pergamentpapier belegtes Blech streichen und ca. 10 Minuten hell backen, auf ein gezuckertes Küchentuch stürzen, das Papier abziehen und sofort zusammenrollen, erkalten lassen.
- Quark mit Zucker, Zitronensaft, -schale und Milch schaumig rühren. Die Gelatine nach Vorschrift auflösen und unterrühren, kalt stellen; sobald die Creme zu stocken beginnt, die steif geschlagene Sahne unterziehen.
- Die Biskuitplatte vorsichtig zurückrollen, mit der Creme bestreichen, wieder aufrollen und mit Puderzucker bestreuen.

Nährwerte: **5 mg HS**, 7,2 g EW, 9,4 g F, 29,5 g KH, 0,4 g BS, 238 kcal/996 kJ

Quarkkuchen mit Rosinen (Nr. 6)

12 Stück/12 Portionen:

10 g (1 EL)	Butter oder Margarine zum Ausfetten
125 g	Weizengrieß
16 g (1 P.)	Backpulver
1 kg	Speisequark, Magerstufe
100 g	Rosinen, gewaschen
60 g (4 EL)	Zitronensaft, frisch
300 g (5)	Eier
125 g	Butter oder Margarine
150 g	feinster Zucker
1 Prise	Salz
20 g (2 P.)	Vanillezucker
etwas	abgeriebene Zitronenschale
20 g (2 EL gestr.)	Puderzucker

- Beschichtete Springform (26 oder 28 cm Durchmesser) gut ausfetten und mit ca. 2 EL Grieß ausstreuen. Restlichen Grieß mit Backpulver vermischen.

- Speisequark in eine Schüssel geben; sofern Flüssigkeit vorhanden, abgießen. Rosinen in Zitronensaft einweichen.

- Eier trennen und Eiklar kühl stellen. Butter oder Margarine mit Zucker, Salz und Vanillezucker sehr schaumig rühren.

- Eigelb, Zitronenschale und Rosinen zu der Teigmasse geben und vermengen. Nach und nach den Speisequark unterrühren. Grieß auf die Schaummasse streuen. Eiklar sehr steif schlagen und vorsichtig mit dem Grieß unterziehen.

- Den Teig in die Kuchenform geben, bei 175 °C ca. 75 Minuten backen; evtl. nach $^2/_3$ der Backzeit mit Alufolie oder Pergament-papier abdecken. Vorsichtig aus der Form nehmen, abgekühlt mit Puderzucker bestreuen.

Nährwerte: **18 mg HS**, 15,8 g EW, 12,5 g F, 33,6 g KH, 1 g BS, 319 kcal/1335 kJ

Gewürzkuchen (Nr. 7)

10 Stück/10 Portionen:

300 g (5)	Eier		1 Msp.	Zimt
170 g	Zucker		1 Msp.	Nelken
70 g	Mandeln, fein gemahlen		100 g	Mehl, gesiebt
50 g	Orangeat, fein gehackt		**zum Ausfetten:**	
50 g	Zitronat, fein gehackt		10 g (1 EL)	Butter
¹/₂ Schale	Zitrone			

- Kuchenform ausfetten. Eiklar steif schlagen. Eigelb und Zucker schaumig rühren.

- Nach und nach die Zutaten untermischen. Zuletzt den Eischnee gleichmäßig unter die Teigmasse ziehen. In eine Kuchenform füllen. Bei mäßiger Hitze 1 bis $1^1/_4$ Std. backen.

Nährwerte: **15 mg HS**, 6,3 g EW, 8,2 g F, 31,7 g KH, 1,7 g BS, 232 kcal/971 kJ

Eiskaffee (Nr. 8)

1 Portion:

150 ml	Kaffee
5 g (1 TL)	Zucker
60 g	Vanilleeiscreme
40 g	geschlagene Sahne, 30 % Fett

- Kaffee herstellen, etw. süßen, erkalten lassen. In vorgekühltes Glas Vanilleeis geben, mit eisgekühltem Kaffee aufgießen und Sahne garnieren.

Nährwerte: **< 5 mg HS**, 2,6 g EW, 8,2 g F, 24,1 g KH, 0 g BS, 186 kcal/778 kJ

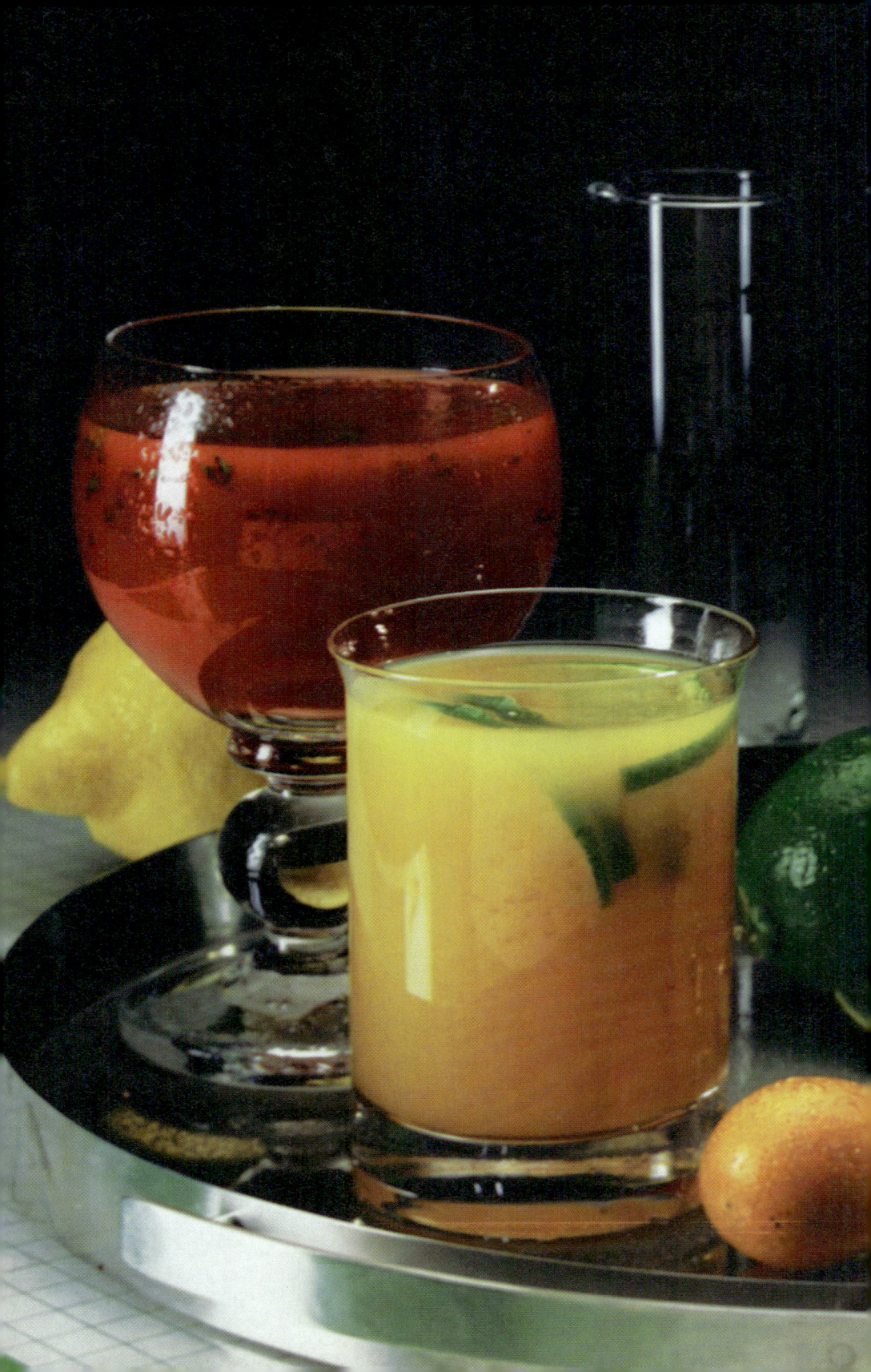

Purinarme Diät

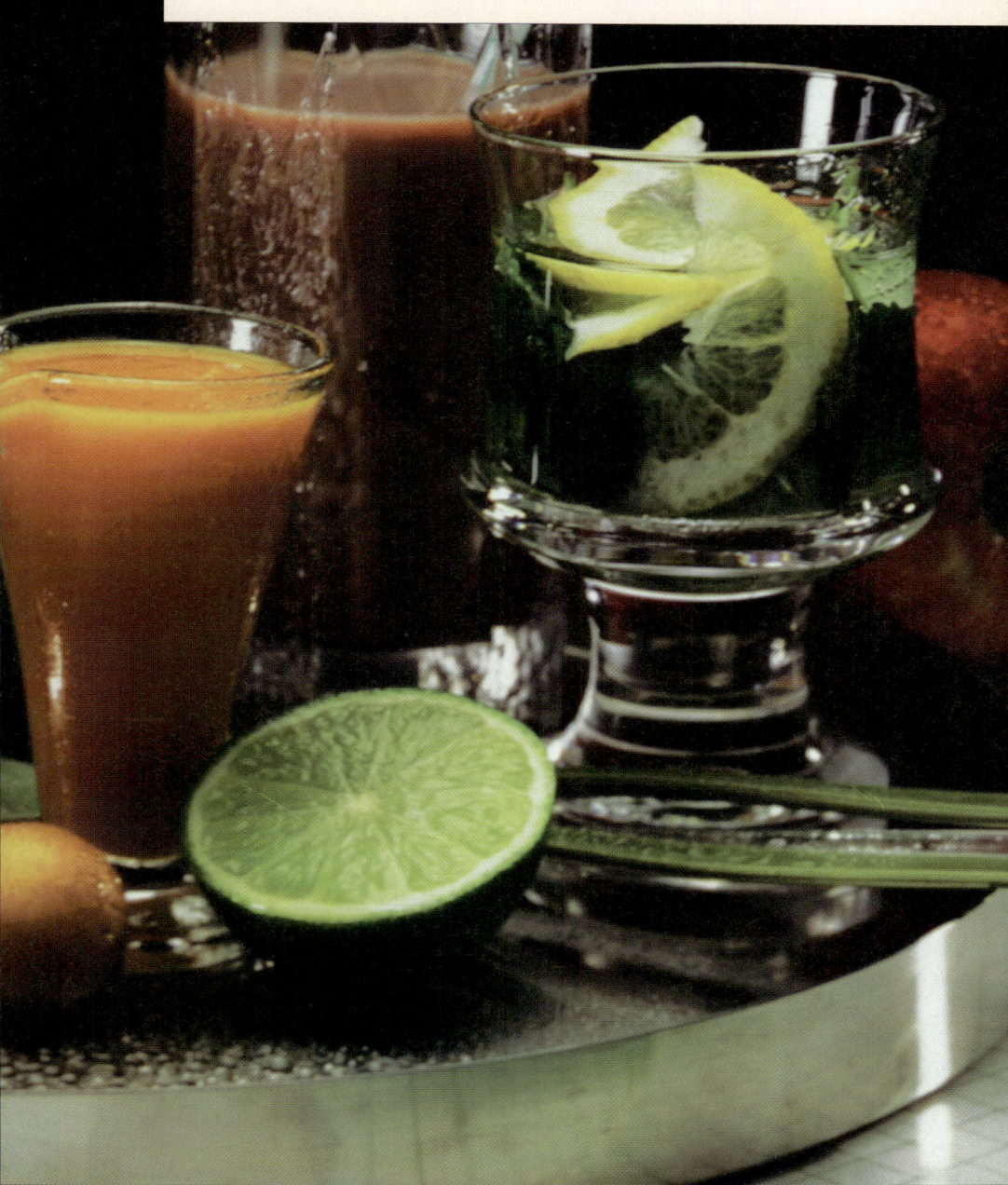

Purinarme Diät

Frühstück

	Kaffee oder Tee
30 g (2 EL)	Kondensmilch, 7,5 % Fett
evtl.	Zucker
50 g (1)	Brötchen
2 Sch. (20 g)	Roggenvollkorn-Knäckebrot
10 g (2 EL)	Butter
30 g	Bierschinken
20 g (1 EL)	Aprikosenmarmelade

68 mg HS, 14 g EW, 16 g F, 55 g KH, 8 g BS, 432 kcal/1807 kJ

Zwischenmahlzeit

200 g	Apfel

30 mg HS, 1 g EW, 1 g F, 23 g KH, 4 g BS, 108 kcal, 452 kJ

Mittagessen

- Karottencremesuppe   Rezept Nr. 9
- Provenzalische Nudelpfanne   Rezept Nr. 10
- Salatschälchen   Rezept Nr. 11

pro Person:
114 mg HS, 20 g EW, 25 g F, 91 g KH, 13 g BS, 688 kcal/2879 kJ

Zwischenmahlzeit

1 Glas (200 ml)	*Buttermilch*
1 große	*Banane*

35 mg HS, 8 g EW, 1 g F, 38 g KH, 3 g BS, 198 kcal/828 kJ

Abendessen

● Rindfleischsalat   Rezept Nr. 12

20 g	*Streichkäse, 30 % F. i. Tr.*
100 g	*Roggenvollkornbrot*
10 g (1 EL)	*Margarine*

pro Person:
202 mg HS, 31 g EW, 22 g F, 44 g KH, 11 g BS, 512 kcal/2142 kJ

Gesamtnährwerte (pro Person und Tag):
449 mg HS, 74 g EW, 65 g F, 250 g KH, 39 g BS, 1938 kcal/8108 kJ

Karottencremesuppe (Nr. 9)

1 Portion:

70 g	Karotten
5 g (1 TL)	Öl
10 g (1 EL)	Mehl
200 g	Gemüsebrühe
60 g (4 EL)	Milch, 1,5 % Fett
	Salz
2 g (¹/₂ EL)	Petersilie, fein gehackt

● Die geschälten, gewaschenen Karotten in etwas Gemüsebrühe weich dünsten, passieren bzw. mixen. Fett erhitzen, Mehl darin anrösten, mit der restlichen Gemüsebrühe und der Milch ablöschen, aufkochen lassen. Das Karottenpüree hinzugeben, abschmecken. Mit frischer Petersilie anrichten.

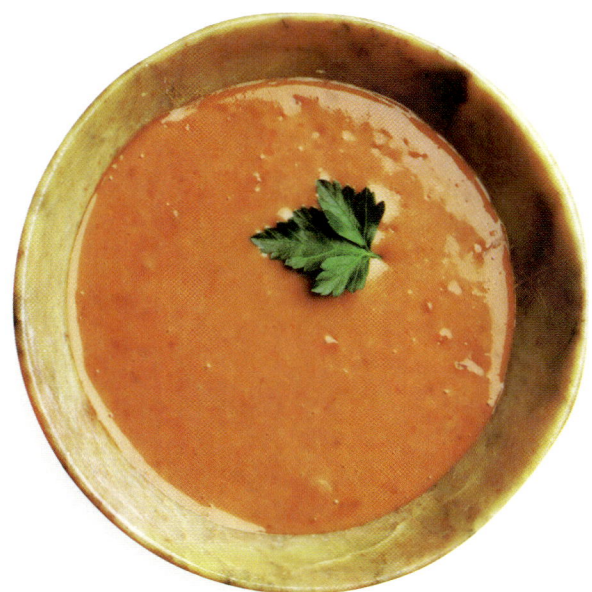

Nährwerte: **12 mg HS**, 3,8 g EW, 6,2 g F, 13,5 g KH, 3 g BS, 126 kcal/527 kJ

Provenzalische Nudelpfanne (Nr. 10)

1 Portion:

100 g	*Teigwaren (Penne oder andere Hohlteigwaren)*
¹⁄₂ (60 g)	*Aubergine*
1 (60 g)	*Zucchini*
¹⁄₂ (50 g)	*Paprikaschote, rot*
¹⁄₂	*Knoblauchzehe, abgezogen, in dünne Scheiben geschnitten*
10 g (1 EL)	*Olivenöl*
5–7 EL (70–100 ml)	*Gemüsebrühe*
5 EL (75 ml)	*Tomatensaft*
	Salz
etwas	*Oregano, frisch oder getrocknet*
etwas	*Rosmarin, frisch, fein gehackt oder getrocknet zerrieben*
	schwarzer Pfeffer, frisch gemahlen

- Teigwaren in reichlich Salzwasser bissfest kochen, abschrecken, abtropfen lassen. Gemüse waschen, Aubergine und Zucchini längs halbieren, in 1 cm breite Streifen und dann in 2 cm lange Stücke schneiden.

- Paprikaschote entkernen, Rippe entfernen und in ca. 1 cm große Würfel schneiden. Knoblauch und vorbereitetes Gemüse in erhitzem Öl andünsten, mit Gemüsebrühe und Tomatensaft aufgießen und fertig garen.

- Teigwaren zur Gemüsemischung geben, untermengen, erwärmen und mit Salz und den Gewürzen abschmecken.

Abb. dazu Seite 54

Nährwerte: **96 mg HS**, 15,4 g EW, 13,5 g F, 76,4 g KH, 9,3 g BS, 494 kcal/2069 kJ

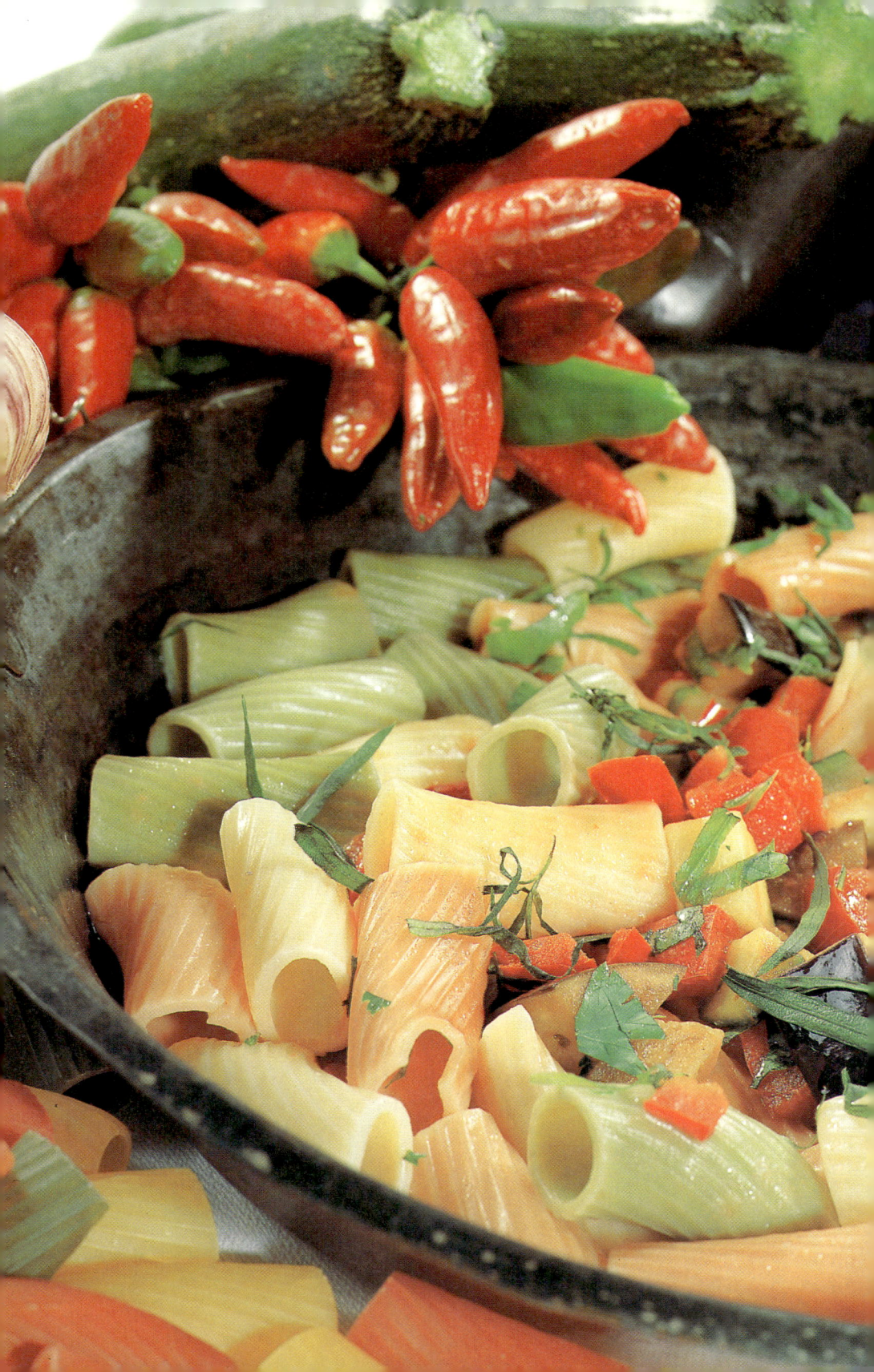

Salatschälchen (Nr. 11)

1 Portion:

50 g	Kopfsalat

zur Marinade:

1 EL	Kräuteressig
1 EL	Mineralwasser
5 g (1 TL)	Öl
5 g (1 TL)	Zwiebeln, fein gehackt
	Salz, Pfeffer

● Kopfsalat putzen, waschen und abtropfen lassen. Mit Salatmarinade kurz vor dem Verzehr anmachen.

Nährwerte: **6 mg HS**, 0,8 g EW, 5,1 g F, 0,9 KH, 0,9 g BS, 54 kcal/227 kJ

Rindfleischsalat (Nr. 12)

1 Portion:

100 g	Rindfleisch, Rinderschulter
30 g	Zwiebeln
50 g	Paprikaschote, rot
30 g	Gewürzgurke

zur Salatmarinade:

1 EL	Essig
5 g (1 TL)	Öl
	Salz
	Pfeffer
6 g (1 EL)	Schnittlauch

● Das gekochte Fleisch in ca. 1 cm große Scheiben, Zwiebeln in Ringe, Paprikaschote und Gewürzgurke in kleine Würfel schneiden. Alle Zutaten mischen. Salatmarinade herstellen und darüber gießen, abschmecken und durchziehen lassen.

Nährwerte: **147 mg HS**, 21,7 g EW, 10,7 g F, 5,2 g KH, 2,7 g BS, 207 kcal/865 kJ

Purinarme Diät

Frühstück

	Kaffee oder Tee
30 g (2 EL)	*Kondensmilch, 7,5 % Fett, evtl. mit Zucker*
100 g	*Weizenmischbrot*
10 g (1 EL)	*Butter*
30 g	*Schinken, gekocht, mager*
20 g (1 EL)	*Honig*

Nährwerte: **84 mg HS**, 16 g EW, 14 g F, 63 g KH, 8 g BS,
454 kcal/1900 kJ

Zwischenmahlzeit

1 große	*Banane*

Nährwerte: **35 mg HS**, 2 g EW, 0 g F, 30 g KH, 3 g BS, 131 kcal/548 kJ

Mittagessen

- Gemüsebrühe mit Fadennudeln   Rezept Nr. 13
- Schellfisch in Senf-Butter-Soße   Rezept Nr. 14
- Salzkartoffeln   Rezept Nr. 15
- Kleiner Salatteller   Rezept Nr. 16

Nährwerte: **233 mg HS**, 33 g EW, 21 g F, 52 g KH, 8 g BS,
544 kcal/2276 kJ

Zwischenmahlzeit

	Kaffee oder Tee
30 g (2 EL)	*Kondensmilch, 7,5 % Fett, evtl. mit Zucker*
1 Stück	*Orangenbiskuit (Rezept Nr. 4)*

Nährwerte: **7 mg Hs**, 6 g EW, 6 g F, 27 g KH, 5 g BS, 191 kcal/799 kJ

Abendessen

	Käse mit Weintrauben:
200 ml (1 Glas)	*Apfelsaft*
30 g	*Camembert, 30 % F. i. Tr.*
30 g	*Emmentaler, 45 % F. i. Tr.*
150 g	*Weintrauben, blau*
100 g	*Roggenvollkornbrot*
10 g (1 EL)	*Margarine*

Nährwerte: **108 mg HS**, 24 g EW, 23 g F, 82 g KH, 10 g BS,
649 kcal/2715 kJ

Gesamtnährwerte (pro Person und Tag):
467 mg HS, 81 g EW, 64 g F, 254 g KH, 34 g BS, 1969 kcal/8238 kJ

Gemüsebrühe mit Fadennudeln (Nr. 13)

1 Portion:

15 g	*Fadennudeln*
¹/₄ l	*Gemüsebrühe*
	Salz
3 g (¹/₂ EL)	*Schnittlauch*

● Nudeln in Salzwasser weich kochen, abgießen, mit kaltem Wasser abschrecken und abtropfen lassen. In die erhitzte Gemüsebrühe geben, nochmals erwärmen, abschmecken und mit Schnittlauch anrichten.

Nährwerte: **10 mg HS**, 2 g EW, 0,4 g F, 10,3 g KH, 0,9 g BS, 54 kcal/226 kJ

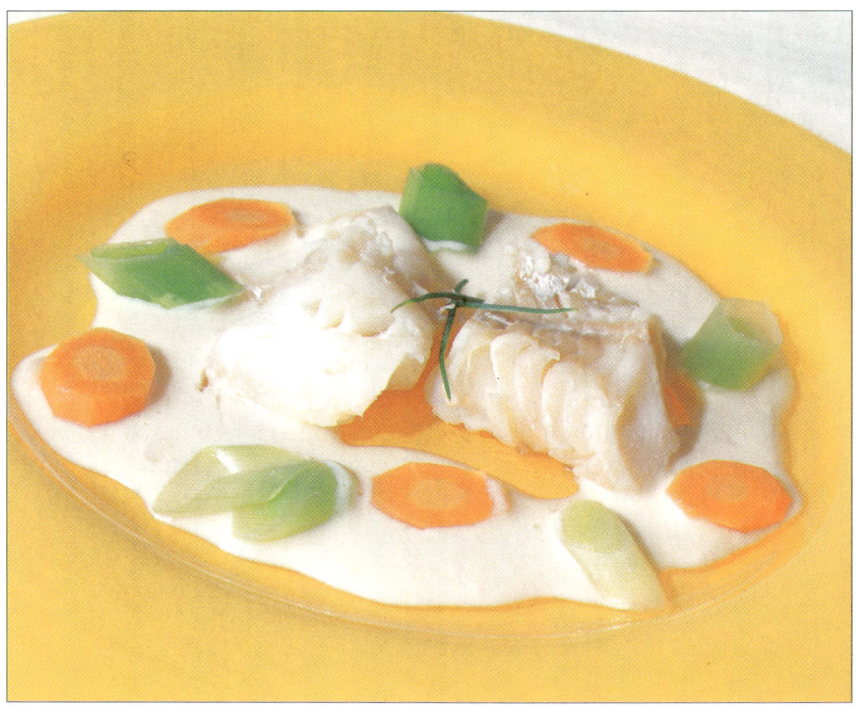

Schellfisch in Senf-Butter-Soße (Nr. 14)

1 Portion:

130 g	*Schellfischfilet*
	Zitronensaft
	Salz

zum Fischsud:

¹/₄ l	*Wasser*
	Salz
	Wurzelwerk
1	*Zwiebel*
1	*Zitronenscheibe*

zur Senf-Butter-Soße:

10 g (1 EL)	*Mehl*
10 g (1 EL)	*Butter*
5 g (1 TL)	*Senf, mittelscharf*
¹/₈ l	*Fischsud*
evtl.	*Salz*
1 PR	*Zucker*
15 g (1 EL)	*Kondensmilch, 4 % Fett*

- Fisch waschen, trockentupfen, mit Zitronensaft beträufeln, salzen. Fischsud herstellen, aufkochen, Fisch hineingeben und ca. 8 Min. gar ziehen lassen. Auf einem vorgewärmten Teller warm halten.

- Mehl in erhitzter Butter anschwitzen, den Senf einrühren, mit dem gesiebten, abgekühlten Fischsud nach und nach aufgießen, glatt rühren und bei mäßiger Hitze ca. 10 Min. köcheln lassen. Abschmecken, mit Sahne verfeinern und heiß über den Fisch ziehen.

Nährwerte: 186 mg HS, 25,8 g EW, 10 g F, 10,6 g KH, 0,5 g BS, 236 kcal/987 kJ

Salzkartoffeln (Nr. 15)

1 Portion:

200 g	*Kartoffeln*
etw.	*Salz*

● Die vorbereiteten Kartoffeln in wenig Wasser gar kochen.

> Nährwerte: **30 mg HS**, 4 g EW, 0,2 g F, 29,2 g KH, 4,7 g BS,
> 140 kcal/586 kJ

Kleiner Salatteller 1 (Nr. 16)

1 Portion:

50 g	*Kopfsalat*
50 g	*Radieschen*

zur Kräuteressig-Marinade:

1$^1\!/_2$ EL	*Kräuteressig*
2 EL	*Mineralwasser*
10 g (1 EL)	*Öl*
	Salz
	Pfeffer
3 g ($^1\!/_2$ EL)	*Schnittlauch, fein geschnitten*

● Den vorbereiteten Salat waschen, abtropfen lassen. Radieschen waschen, putzen, in dünne Scheiben schneiden. Salatmarinade herstellen und über den Salat geben, mischen.

> Nährwerte: **11 mg HS**, 1,4 g EW, 10,2 g F, 1,8 g KH, 1,8 g BS,
> 107 kcal/448 kJ

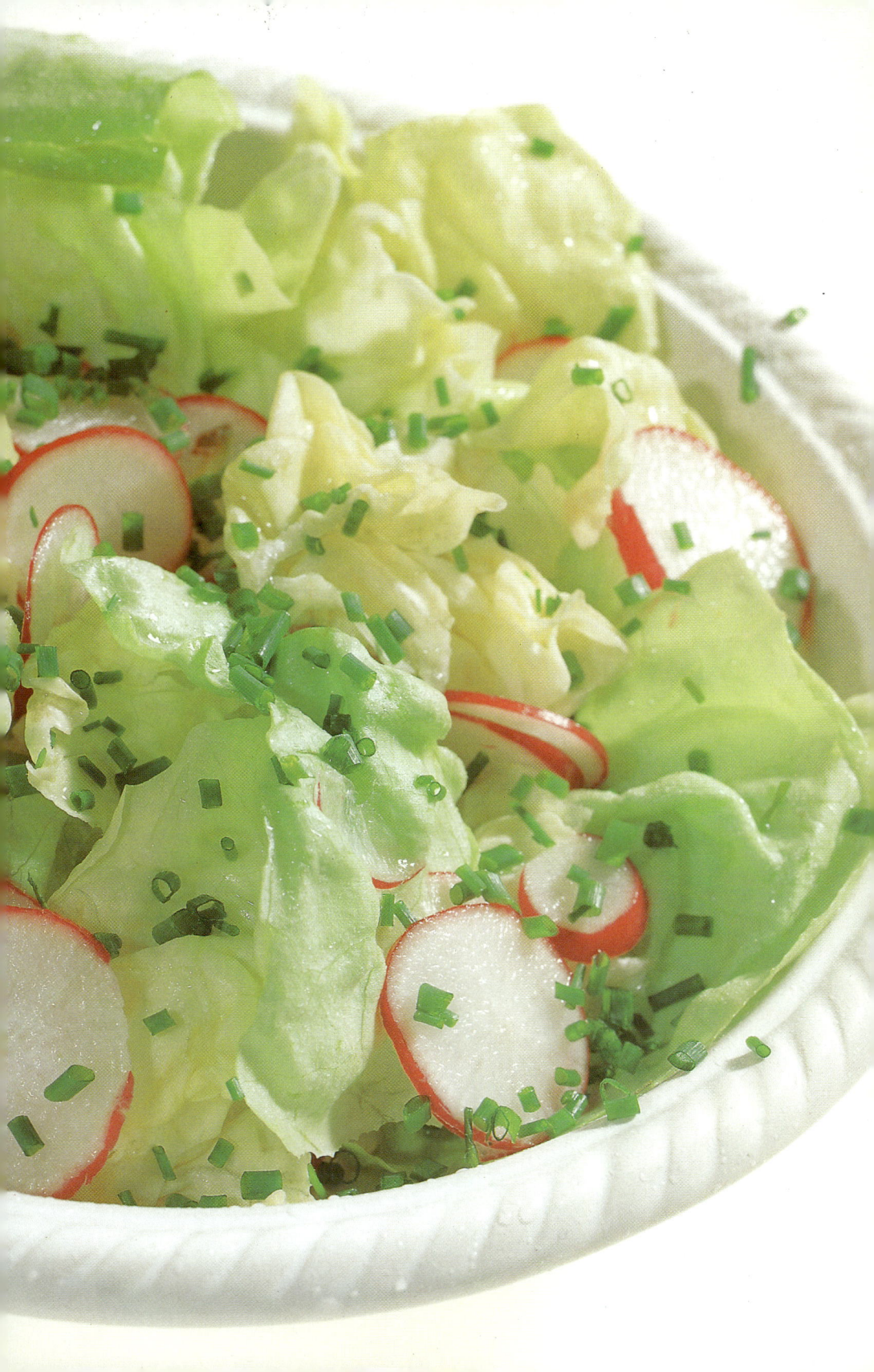

Purinarme Diät

Frühstück

	Kaffee oder Tee
30 g (2 EL)	Kondensmilch, 7,5 % Fett, evtl. mit Zucker
100 g	Roggenvollkornbrot
10 g (1 EL)	Butter
20 g (1 EL)	Frischkäsezubereitung, 20 % Fett
20 g (1 EL)	Pflaumenkonfitüre

Nährwerte: **50 mg HS**, 11 g EW, 13 g F, 55 g KH, 13 g BS, 392 kcal/1640 kJ

Zwischenmahlzeit

150 g	Grapefruit
10 g (2 TL)	Zucker

Nährwerte: **23 mg HS**, 1 g EW, 0 g F, 21 g KH, 2 g BS, 90 kcal/377 kJ

Mittagessen

- Blumenkohlsuppe Dubarry   Rezept Nr. 18
- Hühnerfrikassee   Rezept Nr. 19
- Curryreis   Rezept Nr. 20
- Chicoréesalat   Rezept Nr. 21

Nährwerte: **254 mg HS**, 35 g EW, 19 g F, 78 g KH, 5 g BS, 640 kcal/2678 kJ

Zwischenmahlzeit

● Heidelbeeren mit Milch und Cornflakes Rezept Nr. 22

Nährwerte: **28 mg HS**, 5 g EW, 2 g F, 30 g KH, 5 g BS,
162 kcal/678 kJ

Abendessen

● Kleiner Salatteller 2   Rezept Nr. 23
● Spinatknödel   Rezept Nr. 24
● Pfirsichkompott   Rezept Nr. 75

Nährwerte: **80 mg HS**, 17 g EW, 29 g F, 45 g KH, 9 g BS,
524 kcal/2192 kJ

Gesamtnährwerte (pro Person und Tag):
435 mg HS, 69 g EW, 63 g F, 229 g KH, 34 g BS, 1808 kcal/7565 kJ

Speisequark, pikant (Nr. 17)

1 Portion:

80 g	Speisequark, Magerstufe
20 g (1 EL)	Joghurt, natur, 1,5 % Fett
1–2 EL	Mineralwasser
	Salz
1 MS	Paprikapulver
5 g (¹/₂ EL)	Zwiebel, fein gehackt

● Speisequark mit Joghurt und Mineralwasser gut verschlagen. Zwiebel hinzufügen. Mit Salz und Paprikapulver abschmecken.

Nährwerte: **0 mg HS**, 11,5 g EW, 0,5 g F, 4,3 g KH, 0,1 g BS, 71 kcal/297 kJ

Blumenkohlsuppe Dubarry (Nr. 18)

1 Portion:

50 g	Blumenkohl
50 g	Kartoffel
60 ml	Milch, 1,5 % Fett
ca. ¹/₄ l	Gemüsebrühe
5 g (¹/₂ EL)	Butter
	Salz

● Blumenkohl in kleine Röschen teilen. Kartoffel waschen, schälen, klein schneiden.

● Beides zusammen in der Flüssigkeit langsam weich kochen. Passieren oder mixen, mit Butter und Salz abschmecken.

Nährwerte: **31 mg HS**, 4,3 g EW, 5,3 g F, 11,4 g KH, 2,6 g BS, 111 kcal/469 kJ

Hühnerfrikassee (Nr. 19)

1 Portion:

100 g	Hähnchenbrust
	Wurzelwerk
etw.	Salz

zur Soße:

10 g (1 EL)	Butter
10 g (1 EL)	Mehl
ca. $^1/_8$ l	Flüssigkeit
	Salz
	Pfeffer
3 g ($^1/_2$ TL)	Zitronensaft, frisch
1 PR	Zucker
8 g ($^1/_2$ EL)	Sahne, 30 % Fett
2 g ($^1/_2$ EL)	Petersilie, fein gehackt

● Hähnchenbrust kurz waschen, Wasser mit Wurzelwerk und Salz zum Kochen bringen, die Brust hineinlegen, gar kochen und in Würfel schneiden. Flüssigkeit durchsieben. Butter leicht erhitzen, Mehl darin anrösten, mit Flüssigkeit aufgießen und auskochen lassen.

● Mit den Gewürzen abschmecken, mit Sahne verfeinern und mit Petersilie bestreut anrichten.

Nährwerte: **165 mg HS**, 24,9 g EW, 7,4 g F, 8,6 g KH, 0,5 g BS, 202 kcal/845 kJ

Curryreis (Nr. 20)

1 Portion:

70 g	Reis
150 g	Gemüsebrühe oder Wasser
etw.	Salz
ca. $\frac{1}{2}$ TL	Currypulver

● Reis und Flüssigkeit in Topf geben, beides zusammen einige Minuten quellen lassen, Salz und Curry zugeben, kurz aufkochen. Bei schwacher Hitze zugedeckt ca. 20 Min. fertig garen.

Nährwerte: **53 mg HS**, 4,8 g EW, 0,4 g F, 54,4 g KH, 1 g BS, 244 kcal/1021 kJ

Chicoréesalat (Nr. 21)

1 Portion:

50 g	Chicorée
10 g	Karotte

zum Joghurtdressing:

20 (1 EL)	Joghurt, 3,5 % Fett
1 EL	Mineralwasser
5 g (1 TL)	Öl
5 g (1 TL)	Zitronensaft, frisch
	Salz
1 PR	Zucker

● Chicorée putzen, bitteren Keil entfernen, kurz waschen, in dünne Streifen schneiden. Karotte dazuraspeln. Sofort mit Joghurtdressing mischen, abschmecken.

Nährwerte: **9 mg HS**, 1,4 g EW, 5,9 g F, 3,9 g KH, 1 g BS, 75 kcal/314 kJ

Heidelbeeren mit Milch und Cornflakes (Nr. 22)

1 Portion:

100 g	Heidelbeeren
100 g	Milch, 1,5 % Fett
10 g (2 TL)	Zucker
10 g (2¹/₂ geh. EL)	Mais-Frühstücksflocken (Cornflakes)

● Heidelbeeren in eine Schüssel geben.

● Mit Milch übergießen. Mit Zucker und Cornflakes überstreuen.

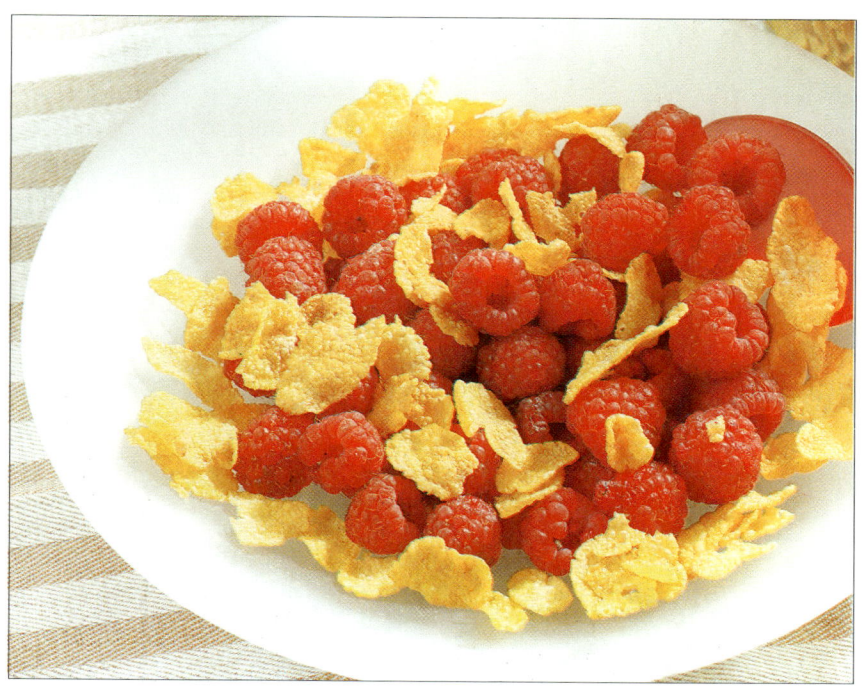

Nährwerte: **28 mg HS,** 4,7 g EW, 2,3 g F, 30,2 g KH, 5,3 g BS, 166 kcal/695 kJ

Kleiner Salatteller 2 (Nr. 23)

1 Portion:

100 g	Karotten
50 g	Feldsalat

zur Salatmarinade:

1 EL	Essig
1–2 EL	Mineralwasser
5 g (1 TL)	Öl
	Salz, Pfeffer
1 PR	Zucker

● Karotten waschen, putzen, raspeln. Feldsalat putzen und gründlich waschen. Salatmarinade herstellen und mit den Salaten mischen.

Nährwerte: **22 mg HS**, 2 g EW, 5,4 g F, 5,7 g KH, 4,5 g BS, 82 kcal/343 kJ

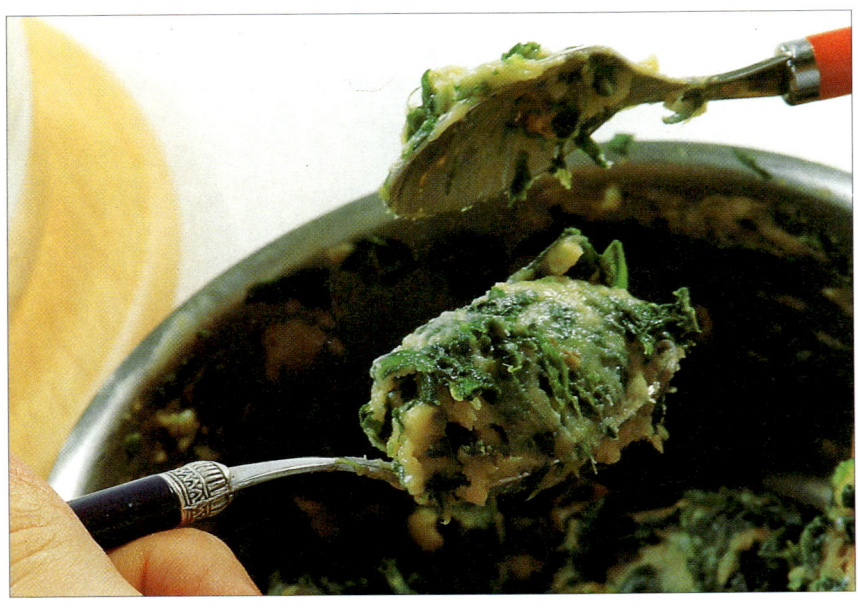

Spinatknödel (Nr. 24)

1 Portion:

10 g (1 EL)	*Butter*
35 ml	*Wasser*
20 g (2 EL)	*Mehl*
25 g (5 EL)	*Emmentaler Käse, 45% F.i.Tr., gerieben*
30 g (¹/₂)	*Ei*
etw.	*Salz*
30 g	*Blattspinat, tiefgekühlt*
5 g (1 TL)	*Butter*
20 g	*Zwiebeln, fein geschnitten*

- Butter mit Wasser zum Kochen bringen.

- Mehl auf einmal einstreuen und so lange rühren, bis sich ein Teig-kloß bildet. Sobald er sich vom Topf löst, von der Kochstelle neh-men. Nach und nach Käse und Ei unterrühren.

- Den sehr gut abgetropften, grob gehackten Spinat zum Teig mischen, abschmecken, erkalten lassen. Knödel formen, in kochen-des Salzwasser einlegen, ca. 20 Min. ziehen lassen.

- Butter langsam erhitzen, die Zwiebeln darin goldgelb rösten und kurz vor dem Anrichten über die Knödel geben, sofort heiß servie-ren.

Nährwerte: **31 mg HS**, 14 g EW, 23,6 g F, 16,1 g KH, 1,2 g BS, 331 kcal/1385 kJ

Purinarme Diät

Frühstück

	Kaffee oder Tee
30 g (2 EL)	Kondensmilch, 7,5 % Fett, evtl. mit Zucker
50 g (1)	Brötchen
20 g (2 Sch.)	Roggenvollkornknäckebrot
10 g (1 EL)	Butter
30 g	Schnittkäse, 30 % F. i. Tr.
20 g (1 EL)	Erdbeermarmelade

Nährwerte: **49 mg HS**, 17 g EW, 9 g F, 54 g KH, 9 g BS,
375 kcal/1569 kJ

Zwischenmahlzeit

150 (1 mittlere)	Birne

Nährwerte: **23 mg HS**, 1 g EW, 0 g F, 19 g KH, 4 g BS, 82 kcal/343 kJ

Mittagessen

- Gemischter Gemüsesaft   Rezept Nr. 25
- Quarkauflauf   Rezept Nr. 26
- Erdbeer-Frucht-Soße   Rezept Nr. 27

Nährwerte: **103 mg HS**, 36 g EW, 26 g F, 102 g KH, 6 g BS,
808 kcal/3381 kJ

Zwischenmahlzeit

● Tomatenbrot mit Schnittlauch   Rezept Nr. 28

	Kaffee oder Tee
30 g (2 EL)	*Kondensmilch, 7,5 % Fett, evtl. mit Zucker*

> Nährwerte: **31 mg HS**, 6 g EW, 8 g F, 23 g KH, 9 g BS,
> 193 kcal/808 kJ

Abendessen

● Nudelsalat nach Hausfrauenart Rezept Nr. 29

60 g	*Weizenmischbrot*

> Nährwerte: **112 mg HS**, 25 g EW, 18 g F, 71 g KH, 7 g BS,
> 561 kcal/2347 kJ

> Gesamtnährwerte (pro Person und Tag):
> **318 mg HS**, 85 g EW, 61 g F, 269 g KH, 35 g BS, 2019 kcal/8448 kJ

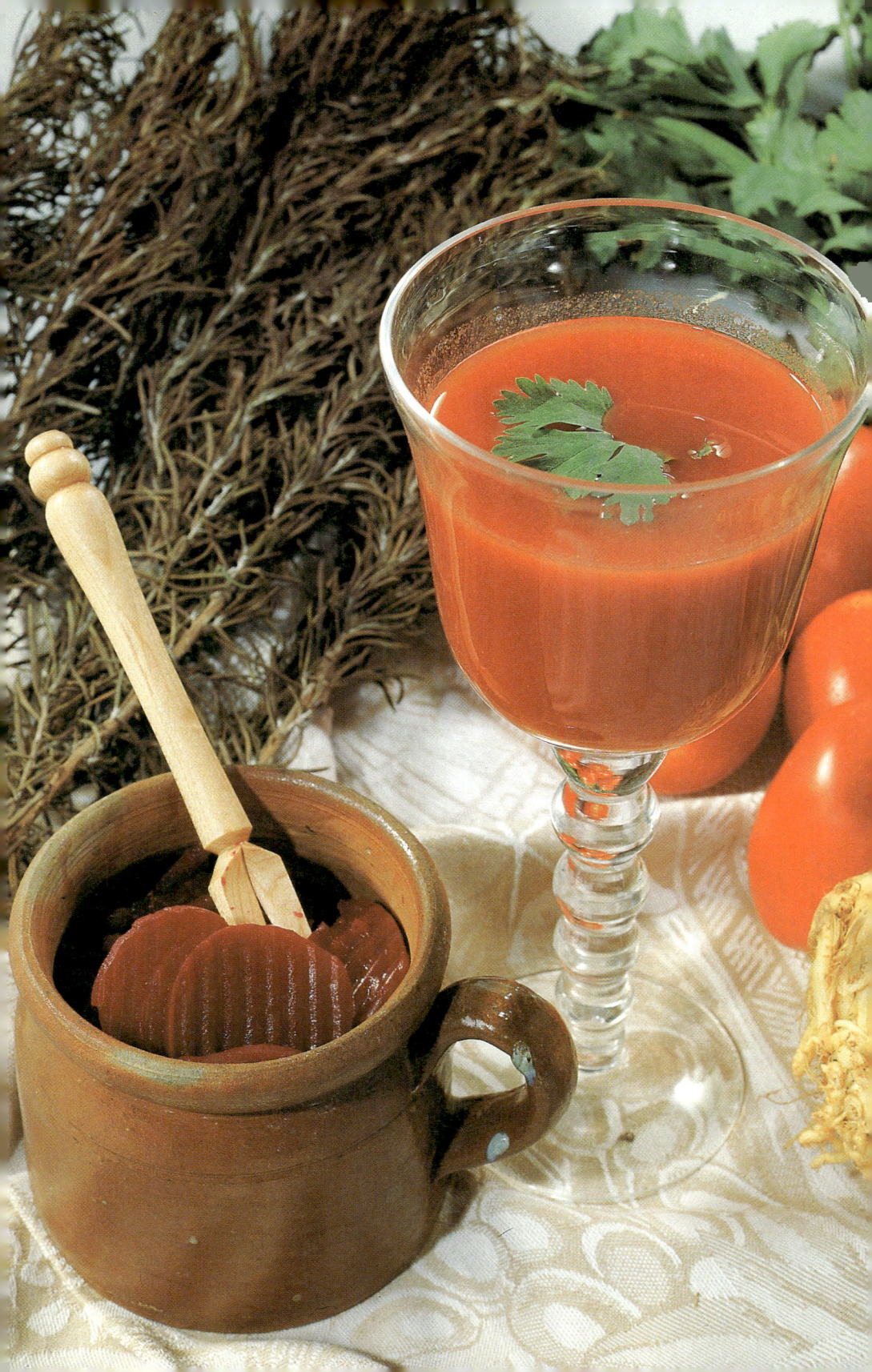

Gemischter Gemüsesaft (Nr. 25)

1 Portion:

100 g	Rote Bete
100 g	Karotten
50 g	Knollensellerie
100 g	Tomaten
5 g (1 TL)	Zitronensaft, frisch

● Gemüse gründlich waschen, putzen und in kleine Stücke schneiden. Durch die Saftpresse geben und mit Zitronensaft abschmecken.

Nährwerte: **55 mg HS**, 4,3 g EW, 0,7 g F, 17,9 g KH, 2 g BS, 100 kcal/418 kJ

Quarkauflauf (Nr. 26)

1 Portion:

5 g (1 TL)	Butter	15 g (1$^1/_2$ EL)	Stärkemehl
30 g (2 EL)	Zucker	5 g (1 TL)	Zitronensaft, frisch
60 g (1)	Ei, getrennt	etw.	Zitronenschale
200 g	Speisequark, 20 % Fett	5 g ($^1/_2$ EL)	Butter
30 g (2 EL)	Milch, 3,5 % Fett		

● Butter, Zucker und Eigelb schaumig rühren. Quark, Milch, Stärkemehl, Zitronensaft und abgeriebene Zitronenschale zu der Schaummasse geben, alles gut verrühren. Das Eiklar zu steifem Schnee schlagen und gleichmäßig unter die Quarkmasse ziehen, in das ausgefettete Auflaufförmchen füllen und im Rohr bei Mittelhitze ca. 30 Min. backen.

Nährwerte: **9 mg HS**, 30,5 g EW, 24,9 g F, 52,9 g KH, 0,2 g BS, 565 kcal/2364 kJ

Tomatenbrot mit Schnittlauch (Nr. 28)

1 Portion:

50 g	*Roggenvollkornbrot*
5 g (¹/₂ EL)	*Margarine*
50 g (1 kleine)	*Tomate*
3 g (¹/₂ EL)	*Schnittlauch, fein geschnitten*

● Brot mit Margarine bestreichen. Tomate waschen, den Stielansatz keilförmig entfernen, in Scheiben schneiden und damit das Brot belegen. Mit Schnittlauch bestreuen.

Nährwerte: **31 mg HS**, 3,8 g EW, 4,6 g F, 20,1 g KH, 4,9 g BS, 138 kcal/577 kJ

Erdbeer-Fruchtsoße (Nr. 27)

1 Portion:

150 g	*Erdbeeren, tiefgekühlt*
ca. 2 g (¹/₂ TL)	*Stärkemehl*
3 EL	*Mineralwasser*
20 g (4 TL)	*Zucker*
5 g (1 TL)	*Zitronensaft, frisch*

● Erdbeeren antauen, mixen, passieren. Stärkemehl mit 1 EL Mineralwasser glatt rühren.

● Zucker in der restlichen Flüssigkeit kurz aufkochen. Stärkemehl hinzufügen, nochmals aufkochen, abkühlen und unter das Fruchtmark schlagen. Mit Zitronensaft abschmecken.

Nährwerte: **39 mg HS**, 1,3 g EW, 0,7 g F, 31,3 g KH, 3,2 g BS, 144 kcal/602 kJ

Nudelsalat nach Hausfrauenart (Nr. 29)

1 Portion:

60 g	*Vollkornhörnchen*
	Salz
60 g (1)	*Ei, hart gekocht*
30 g	*Fleischwurst*
100 g	*Salatgurke*
3 g (½ EL)	*Schnittlauch, fein geschnitten*
15 g (1 EL)	*Mayonnaise*
40 g (2 EL)	*Joghurt natur, 1,5 % Fett*
	Pfeffer, frisch gemahlen

- Nudeln in Salzwasser gar kochen, kalt abschwenken und abtropfen lassen.

- Ei schälen, klein hacken. Fleischwurst in feine Streifen schneiden.

- Salatgurke schälen, der Länge nach halbieren, mit Löffel entkernen, klein würfeln.

- Mayonnaise mit Joghurt und Pfeffer glatt rühren.

- Alle Zutaten unter die Mayonnaise mischen, gut abschmecken und mind. 1 Std. ziehen lassen, nochmals abschmecken.

Nährwerte: **85 mg HS**, 22,5 g EW, 17,6 g F, 40,9 g KH, 7,7 g BS, 415 kcal/1736 kJ

Purinarme Diät

Frühstück

	Kaffee oder Tee
30 g (2 EL)	Kondensmilch, 7,5 % Fett, evtl. mit Zucker
100 g	Weizenmischbrot
10 g (1 EL)	Butter
20 g	Geflügelwurst
20 g (1 EL)	Honig

Nährwerte: **61 mg HS**, 13 g EW, 14 g F, 63 g KH, 8 g BS,
442 kcal/1849 kJ

Zwischenmahlzeit

150 g (1 Becher)	Joghurt natur, 3,5 % Fett
10 g (2 TL)	Zucker

Nährwerte: **0 mg HS**, 5 g EW, 6 g F, 16 g KH, 0 g BS, 142 kcal/594 kJ

Mittagessen

- Toulouser Tomatensuppe 1   Rezept Nr. 30
- Fisch überbacken   Rezept Nr. 32
- Schwenkkartoffeln   Rezept Nr. 33
- Chinakohlsalat   Rezept Nr. 34

Nährwerte: **221 mg HS**, 39 g EW, 33 g F, 48 g KH, 8 g BS,
664 kcal/2778 kJ

Zwischenmahlzeit

● Haferflocken-Apfelspeise   Rezept Nr. 35

Nährwerte: **38 mg HS**, 3 g EW, 1 g F, 50 g KH, 4 g BS,
227 kcal/950 kJ

Abendessen

● Kräuter-Quark-Creme m. Kresse   Rezept Nr. 36
● Schalenkartoffeln   Rezept Nr. 37

Nährwerte: **53 mg HS**, 14 g EW, 10 g F, 50 g KH, 7 g BS,
355 kcal/1485 kJ

Gesamtnährwerte (pro Person und Tag):

373 mg HS, 74 g EW, 64 g F, 227 g KH, 27 g BS, 1830 kcal/7656 kJ

Toulouser Tomatensuppe 1 (Nr. 30)

1 Portion:

100 g	*Tomaten*
10 g (1 EL)	*Zwiebeln, klein gehackt*
5 g (1 TL)	*Öl*
¹/₄ l	*Tomatensaft*
	Salz
1 PR	*Knoblauchpulver*
10 g (2 TL)	*Sahne, 30 % Fett*
2 g (¹/₂ EL)	*Petersilie, fein gehackt*

● Die Tomaten schälen und in kleine Würfel schneiden. Die Zwiebeln in erhitztem Öl goldgelb rösten, Tomaten dazugeben, mit Flüssigkeit aufgießen und gar kochen. Sahne steif schlagen, auf die Suppe geben, mit Petersilie bestreuen.

Nährwerte: **26 mg HS**, 3,5 g EW, 8,7 g F, 9,2 g KH, 1,5 g BS, 133 kcal/556 kJ

Toulouser Tomatensuppe 2 (Nr. 31)

1 Portion:

100 g	*Tomaten*
10 g (1 EL)	*Zwiebeln, klein gehackt*
5 g (1 TL)	*Öl*
¹/₄ l	*Gemüsebrühe*
	Salz
1 PR	*Knoblauchpulver*
10 g (2 TL)	*Sahne, 30 % Fett*

● Zubereitung siehe Toulouser Tomatensuppe 1

Nährwerte: **13 mg HS**, 1,5 g EW, 8,2 g F, 3,9 g KH, 1,2 g BS, 96 kcal/402 kJ

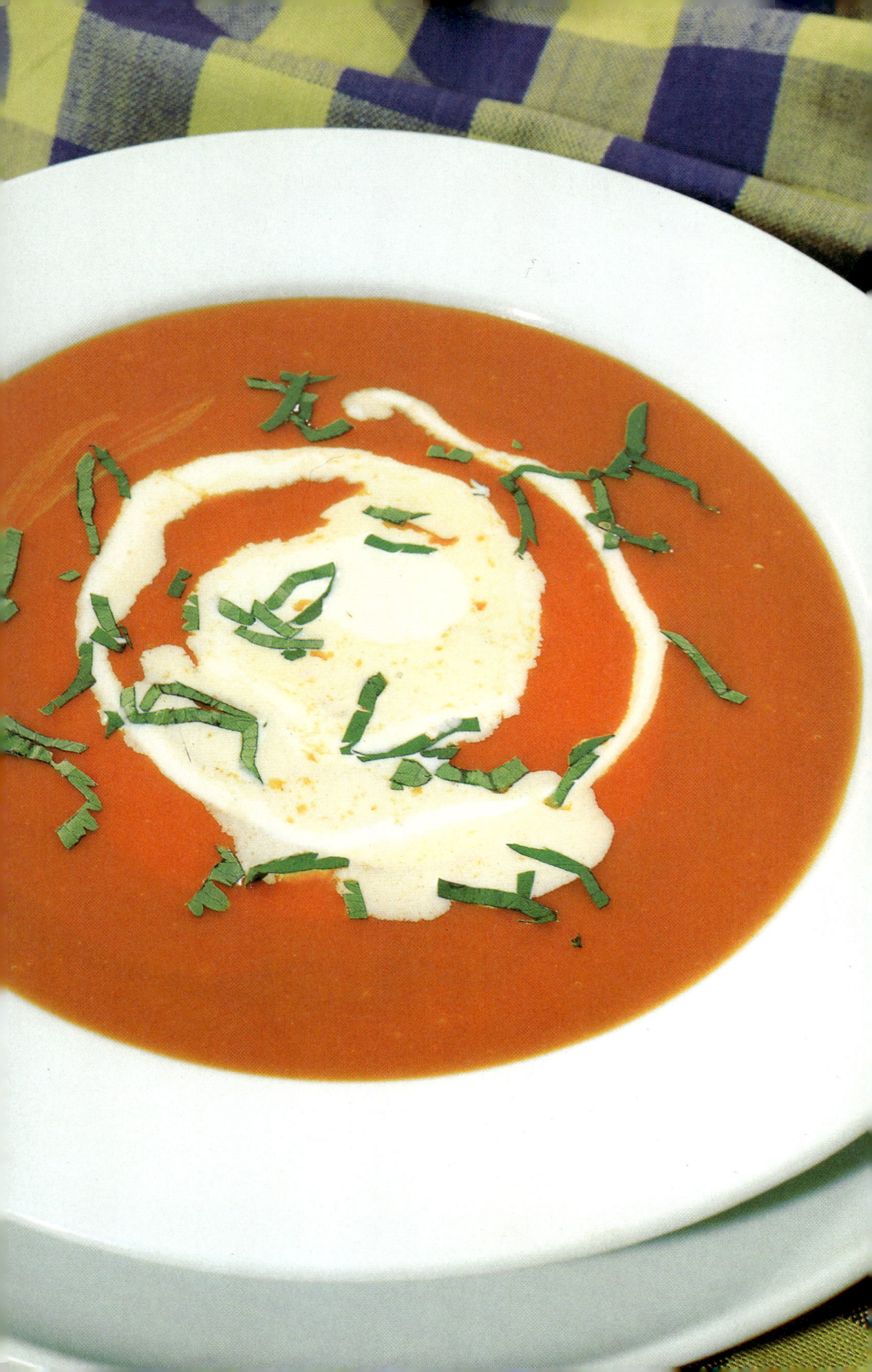

Fisch überbacken (Nr. 32)

1 Portion:

		ca. $^1/_8$ l	Gemüsebrühe
130 g	Kabeljaufilet	10 g (2 EL)	Emmentaler Käse, 45 % F. i. Tr., gerieben
etw.	Zitronensaft		
	Salz		Salz, Pfeffer
10 g (1 EL)	Mehl	20 g (1)	Eigelb
5 g (1 TL)	Öl		

● Kabeljaufilet säubern, säuern, salzen. In eine Auflaufform legen. Mehl in erhitztem Öl goldgelb rösten, mit Flüssigkeit aufgießen, kurz kochen lassen. Käse untermischen, abschmecken, mit Eigelb legieren.

● Soße über den Fisch ziehen, im Rohr überbacken.

Nährwerte: **150 mg HS**, 30,5 g EW, 15 g F, 8,1 g KH, 0,4 g BS, 290 kcal/1213 kJ

Schwenkkartoffeln (Nr. 33)

1 Portion:

200 g	Kartoffeln
	Salz
5 g ($^1/_2$ EL)	Butter
2 g ($^1/_2$ EL)	Petersilie, fein gehackt

● Die geschälten Kartoffeln zerkleinern und in wenig Salzwasser gar kochen; Wasser abgießen. Butter zerlassen, Petersilie zugeben und die Kartoffeln darin schwenken.

Nährwerte: **31 mg HS**, 4,1 g EW, 4,4 g F, 29,4 g KH, 4,8 g BS, 178 kcal/745 kJ

Chinakohlsalat (Nr. 34)

1 Portion:

50 g	Chinakohl
1 EL	Essig
1 EL	Mineralwasser
5 g (1 TL)	Öl
5 g (1 TL)	Zwiebel, fein gehackt

● Chinakohl waschen, in feine Streifen schneiden. Salatmarinade herstellen und den Salat damit mischen.

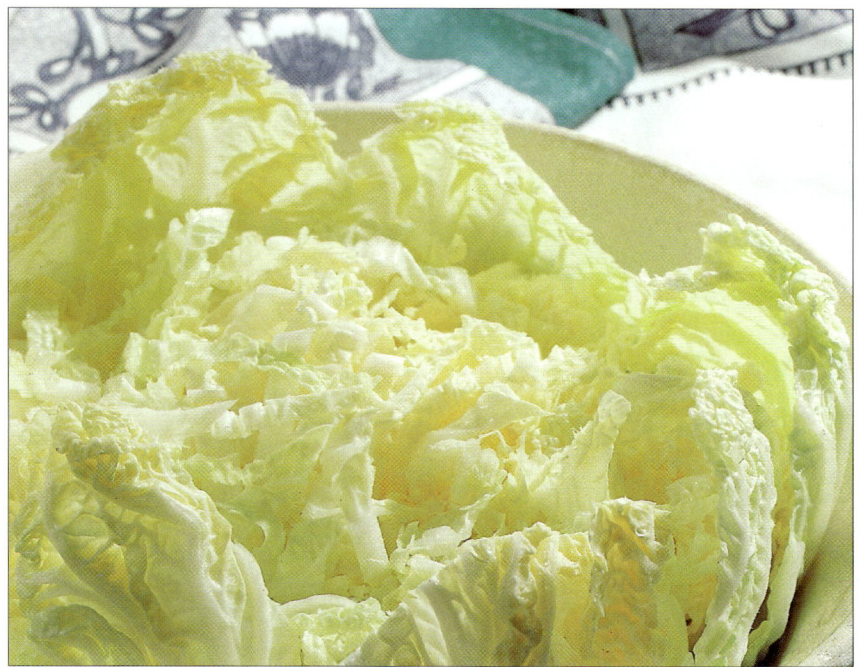

Nährwerte: **14 mg HS**, 0,7 g EW, 5,2 g F, 0,9 g KH, 1 g BS, 55 kcal/230 kJ

Haferflocken-Apfel-Speise (Nr. 35)

1 Portion:

10 g (1 geh. EL)	*Haferflocken, kernig*
20 g (1 EL)	*Rosinen*
5 ml (1 TL)	*Zitronensaft, frisch*
45 ml (3 EL)	*Orangensaft, frisch gepresst*
100 g	*Äpfel*
15 g (1 EL)	*Zucker*

● Haferflocken und Rosinen in Saft einweichen, Äpfel dazureiben, untermischen, mit Zucker abschmecken.

Nährwerte: **38 mg HS**, 2,5 g EW, 1,4 g F, 50,4 g KH, 4,1 g BS, 233 kcal/975 kJ

Kräuter-Quark-Creme mit Kresse (Nr. 36)

1 Portion:

50 g	*Speisequark, 20 % F. i. Tr.*
40 g (2 EL)	*Joghurt natur, 3,5 % Fett*
30 g (2 EL)	*Milch, 3,5 % Fett*
5 g (1 TL)	*Öl*
1 EL (3 g)	*Petersilie, fein gehackt*
¹/₂ EL (3 g)	*Schnittlauch, fein geschnitten*
5 g (¹/₃ Kästchen)	*Kresse, fein gehackt*
etw.	*Salz*

● Speisequark mit Joghurt, Milch und Öl cremig schlagen. Kräuter unterrühren und mit Salz abschmecken.

Nährwerte: **<5 mg HS**, 8,2 g EW, 9,9 g F, 5,2 g KH, 0,5 g BS, 144 kcal/602 kJ

Schalenkartoffeln (Nr. 37)

1 Portion:

300 g	*neue Kartoffeln*
etw.	*Salz*
5 g	*Kümmel, gemahlen*

● Die Kartoffeln sehr gründlich waschen und mit Salz und Kümmel gar kochen.

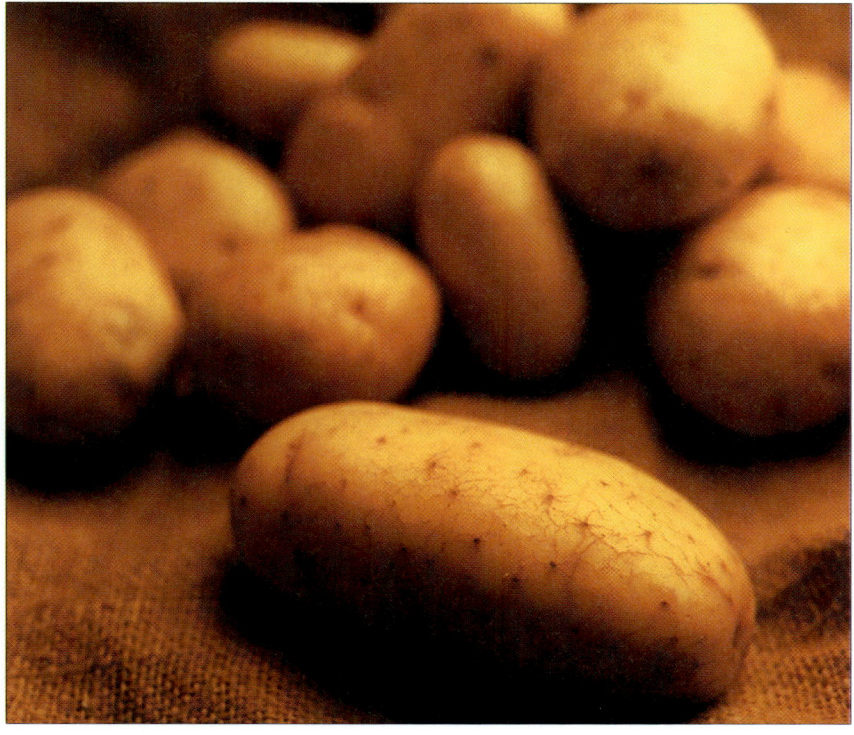

Nährwerte: **53 mg HS**, 6,1 g EW, 0,3 g F, 44,4 g KH, 6,8 g BS,
213 kcal /891 kJ

Purinarme Diät

Frühstück

	Kaffee oder Tee
30 g (2 EL)	Kondensmilch, 7,5 % Fett, evtl. mit Zucker
50 g (1)	Brötchen
50 g	Roggenvollkornbrot
80 g	körniger Frischkäse mit
3 g (½ EL)	Schnittlauch
1 PR	Paprikapulver
10 g (1 EL)	Butter
20 g (1 EL)	Pflaumenmarmelade

Nährwerte: **46 mg HS**, 19 g EW, 16 g F, 63 g KH, 10 g BS, 485 kcal/2029 kJ

Zwischenmahlzeit

● Gekühlte Bananenmilch   Rezept Nr. 38

Nährwerte: **13 mg HS**, 8 g EW, 3 g F, 41 g KH, 1 g BS, 233 kcal/975 kJ

Mittagessen

● Vegetarische Reispfanne   Rezept Nr. 39
● Kopfsalat   Rezept Nr. 101*
● Himbeerquarkspeise   Rezept Nr. 40

Nährwerte: **159 mg HS**, 21 g EW, 21 g F, 85 g KH, 14 g BS, 630 kcal/2636 kJ

* wie streng purinarme Diät 4. Tag

Zwischenmahlzeit

150 g   Äpfel

Nährwerte: **23 mg Hs**, 1 g EW, 1 g F, 17 g KH, 3 g BS, 83 kcal/347 kJ

Abendessen

- Abgebräunter Leberkäse   Rezept Nr. 41
- Klostersalat   Rezept Nr. 42

Nährwerte: **175 mg HS**, 21 g EW, 20 g F, 39 g KH, 7 g BS, 432 kcal/1807 kJ

Gesamtnährwerte (pro Person und Tag):
416 mg HS, 70 g EW, 61 g F, 245 g KH, 35 g BS, 1863 kcal/7795 kJ

85

Gekühlte Bananenmilch (Nr. 38)

1 Portion:

50 g	Banane, geschält
10 g (2 TL)	Zucker
15 g (1 EL)	Zitronensaft, frisch
10 g (1 TL)	Honig
2	Eiswürfel (sofern vorhanden)
200 ml	Milch, 1,5 % Fett

● Banane klein schneiden, mit Zucker, Zitronensaft, Honig, Eiswürfeln und gekühlter Milch mixen. Sofort servieren.

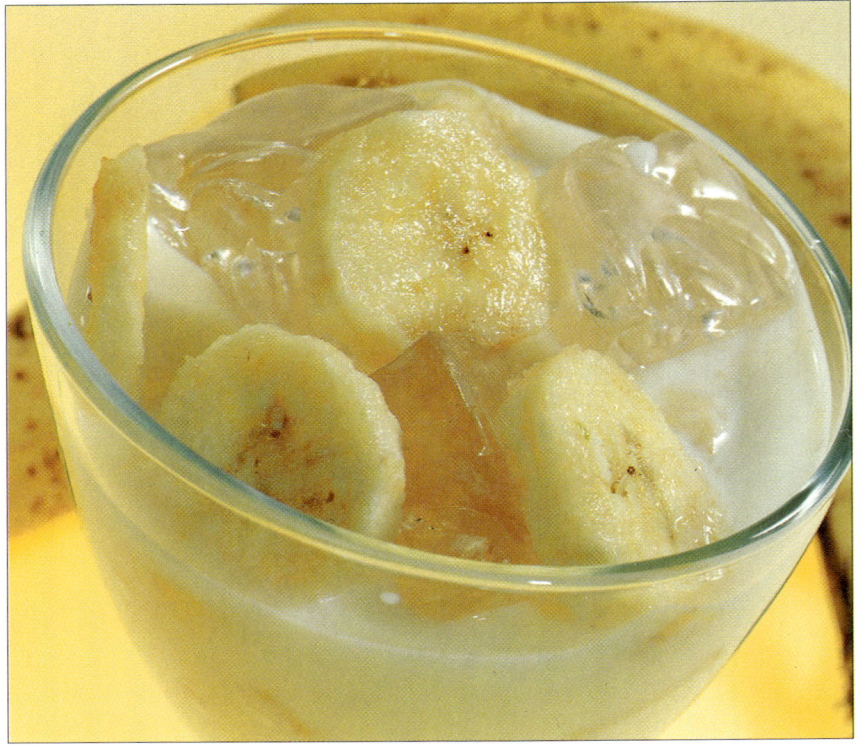

Nährwerte: **13 mg HS,** 7,5 g EW, 3,4 g F, 41 g KH, 1 g BS, 230 kcal/962 kJ

Vegetarische Reispfanne (Nr. 39)

1 Portion:

30 g	*Zwiebel*
50 g	*Paprikaschote, grün*
150 g	*Tomaten*
50	*Maiskörner*
10 g (1 EL)	*Öl*
70 g	*Vollkornreis (Reis natur)*
15 g (1 EL)	*Tomatenmark*
	Salz
	Pfeffer
ca. 350 g	*Gemüsebrühe*
10 g (2 EL)	*Emmentaler Käse, gerieben, 45 % F. i. Tr.*
3 g (¹/₂ EL)	*Petersilie, fein gehackt*

● Zwiebel schälen, klein schneiden. Paprikaschote halbieren, putzen, waschen. Das Innere entfernen und in Streifen schneiden. Tomaten waschen, Stielansatz keilförmig herausschneiden, häuten, halbieren, mit Löffel entkernen, würfeln.

● Öl erhitzen, Zwiebel darin glasig dünsten. Reis, Tomatenmark, Paprika dazugeben, andünsten. Salzen, pfeffern, mit Gemüsebrühe aufgießen und leise köcheln. Nach ca. 20 Min. Tomatenconcassee und Mais dazugeben, untermischen und fertig garen.

● Abschmecken, mit Käse und Petersilie bestreuen.

Nährwerte: 135 mg HS, 12,2 g EW, 15,5 g F, 65,8 g KH, 6,8 g BS, 456 kcal/1908 kJ

Himbeerquarkspeise (Nr. 40)

1 Portion:

50 g	*Speisequark, Magerstufe*
15 g (1 EL)	*Milch, 1,5 % Fett*
10 g (2 TL)	*Zucker*
100 g	*Himbeeren*
5 g (1 TL)	*Zitronensaft*

● Quark mit Milch und Zucker schaumig schlagen, die Himbeeren und Zitronensaft dazugeben, untermischen, abschmecken.

Nährwerte: **18 mg HS**, 8,6 g EW, 0,7 g F, 18,5 g KH, 6,7 g BS, 124 kcal/519 kJ

Abgebräunter Leberkäse (Nr. 41)

1 Portion:

100 g	*Putenleberkäse*

● Leberkäse in der kunststoffbeschichteten Pfanne auf beiden Seiten kurz anbraten.

Nährwerte: **130 mg HS**, 15 g EW, 10 g F, 0,2 g KH, 0,1 BS, 150 kcal/628 kJ

Klostersalat (Nr. 42)

1 Portion:

250 g	Kartoffeln
10 g	Zwiebel
80 g	Salatgurke

zur Salatmarinade:

2 EL	Essig
ca. 4 EL	heiße Gemüsebrühe
10 g (1 EL)	Öl
	Salz
	Pfeffer, frisch gemahlen

● Kartoffeln waschen, kochen, schälen, etwas abkühlen lassen, in Scheiben schneiden sowie Zwiebel in dünne Ringe. Salatgurke waschen, schälen, hobeln. Zutaten mischen, mit heißer Marinade übergießen, anmachen, durchziehen lassen und nochmals abschmecken.

Nährwerte: **45 mg HS**, 5,8 g EW, 10,4 g F, 38,6 g KH, 6,5 g BS, 281 kcal/1176 kJ

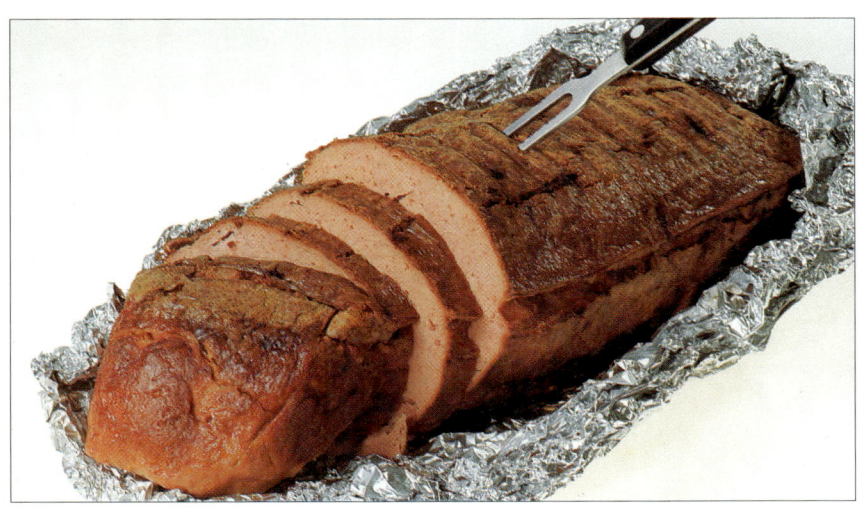

Purinarme Diät

Frühstück

	Kaffee oder Tee
30 g (2 EL)	*Kondensmilch, 7,5 % Fett, evtl. mit Zucker*
50 g	*Roggenvollkornbrot*
50 g	*Weißbrot*
10 g (1 EL)	*Butter*
60 g (1)	*Ei*
20 g (1 EL)	*Aprikosenmarmelade*

> Nährwerte: **48 mg HS**, 17 g EW, 19 g F, 60 g KH, 10 g BS,
> 492 kcal/2058 kJ

Zwischenmahlzeit

200 g	*Orangensaft, frisch gepresst*

> Nährwerte: **24 mg HS**, 2 g EW, 0 F, 18 g KH, 1 g BS, 82 kcal/343 kJ

Mittagessen

- Zwiebelsuppe — Rezept Nr. 43
- Schweinemedaillon — Rezept Nr. 44
- Wiener Bohnengemüse — Rezept Nr. 45
- Holländische Kartoffeln — Rezept Nr. 46

150 g	*Ananaskompott (Ds.)*

> Nährwerte: **300 mg HS**, 31 g EW, 21 g F, 68 g KH, 12 g BS,
> 601 kcal/2515 kJ

Zwischenmahlzeit

	Kaffee oder Tee
30 g (2 EL)	*Kondensmilch, 7,5 % Fett, evtl. mit Zucker*

● 1 Stück Gewürzkuchen   Rezept Nr. 7

Nährwerte: **15 mg HS**, 9 g EW, 11 g F, 35 g KH, 6 g BS,
283 kcal/1184 kJ

Abendessen

	Karottensaft
1 Glas (200 ml)	
100 g	*Weizenmischbrot*

● Sommersalat mit Tofu   Rezept Nr. 47

Nährwerte: **110 mg HS**, 16 g EW, 14 g F, 72 g KH, 7 g BS,
491 kcal/2054 kJ

Gesamtnährwerte (pro Person und Tag):
497 mg HS, 75 g EW, 65 g F, 253 g KH, 36 g BS, 1949 kcal/8154 kJ

Zwiebelsuppe (Nr. 43)

1 Portion:

30 g	*Zwiebel*
5 g (1 TL)	*Öl*
	Salz
¹/₄ l	*Gemüsebrühe*
	Pfeffer, frisch gemahlen
1 PR	*Knoblauchpulver*

● Zwiebel schälen, in feine Ringe schneiden, in heißem Öl glasig dünsten, salzen. Mit Flüssigkeit aufgießen und gar kochen. Fertige Suppe mit Pfeffer und Knoblauchpulver abschmecken.

Nährwerte: **<5 mg HS**, 0,4 g EW, 5,1 g F, 1,7 g KH, 0,6 g BS, 54 kcal/226 kJ

Schweinemedaillon (Nr. 44)

1 Portion:

100 g	*Schweinefilet (zum Medaillon geschnitten)*
	Salz
	Pfeffer
3 g (¹/₂ TL)	*Öl*

● Schweinefilet salzen, würzen und in der ausgefetteten Pfanne auf beiden Seiten kurz braten.

Nährwerte: **170 mg HS**, 22 g EW, 5 g F, 0 g KH, 0 g BS, 133 kcal/556 kJ

Wiener Bohnengemüse (Nr. 45)

1 Portion:

150 g	Bohnen, grün
50 g	Kartoffel
10 g (1 EL)	Zwiebel, fein gehackt
5 g (1 TL)	Öl
1/8 l	Gemüsebrühe
	Salz
	Bohnenkraut
	Essig

- Bohnen waschen, putzen, in Stücke schneiden. Kartoffel schälen und klein würfeln. Zwiebel in Öl andünsten, Bohnen dazugeben, mit Flüssigkeit übergießen.

- Salzen; Bohnenkraut auf das Gemüse legen. Kartoffel nach ca. 15 Min. Garzeit hinzufügen. Alles zusammen noch ca. 20 Min. garen; Bohnenkraut entfernen und mit etwas Essig abschmecken.

Abb. dazu Seite 94

Nährwerte: **73 mg HS**, 4,7 g EW, 5,4 g F, 12,6 g KH, 5,9 g BS,
120 kcal/502 kJ

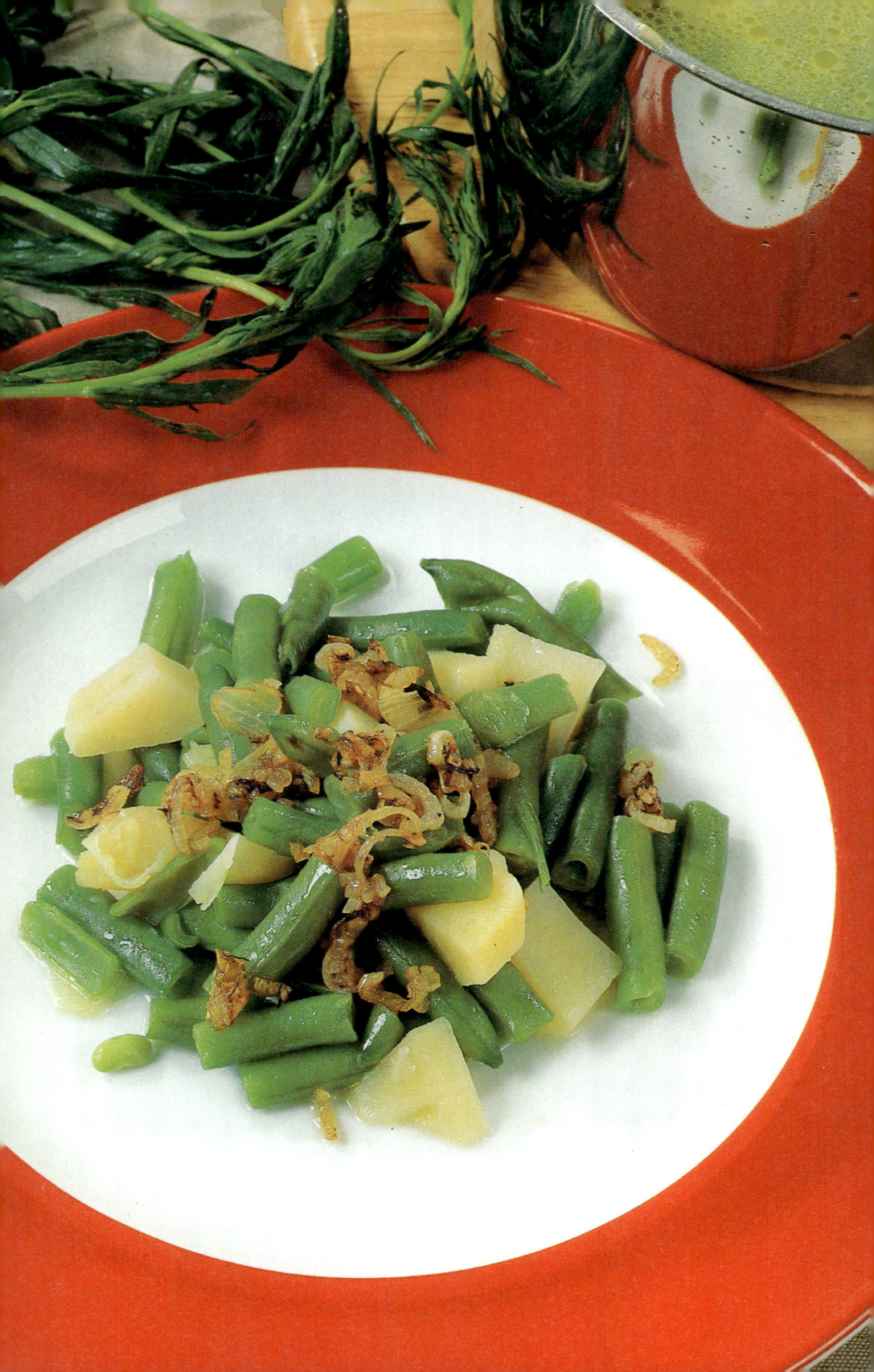

Holländische Kartoffeln (Nr. 46)

1 Portion:

150 g	Kartoffeln
20 g	Zwiebel
5 g (1 TL)	Öl
	Salz
$^1/_8$ l	Gemüsebrühe oder Wasser
2 g ($^1/_2$ EL)	Petersilie, fein gehackt

● Die Kartoffeln waschen, schälen, in Scheiben schneiden. Zwiebel in dünne Ringe schneiden und in heißem Öl glasig dünsten. Die Kartoffeln mit der Zwiebel in einen Topf schichten, salzen, mit Flüssigkeit aufgießen und weich kochen. Mit Petersilie bestreuen.

Nährwerte: **27 mg HS**, 3,4 g EW, 5,2 g F, 23 g KH, 4 g BS, 156 kcal/653 kJ

Sommersalat mit Tofu (Nr. 47)

1 Portion:

100 g	Salat		5 g (1 TL)	Zucker
10 g (2 kleine)	Tomaten			Salz
30 g (2 EL)	Zitronensaft			Pfeffer, frisch gemahlen
10 g (1 EL)	Olivenöl			
1–2 EL	Gemüsebrühe		50 g	Tofu, gewürfelt

● Die vorbereiteten Salatblätter waschen und in mundgerechte Stücke teilen.

● Tomaten waschen, Stielansatz keilförmig entfernen, achteln und mit dem Tofu auf dem Salat verteilen.

● Die Zutaten zur Salatsoße verquirlen und über den Salat geben.

Nährwerte: **55 mg HS**, 7,7 g EW, 13,2 g F, 14,9 g KH, 2,9 g BS, 213 kcal/891 kJ

Purinarme Diät

Frühstück

	Kaffee oder Tee
30 g (2 EL)	Kondensmilch, 7,5 % Fett, evtl. mit Zucker
100 g	Weizenmischbrot
10 g (1 EL)	Butter
20 g (1 Sch.)	Scheiblettenkäse
20 g (1 EL)	Honig

> Nährwerte: **50 mg HS**, 14 g EW, 14 g F, 64 g KH, 8 g BS,
> 450 kcal/1883 kJ

Zwischenmahlzeit

| 125 g
(1 kl. Becher)	Joghurt mit Fruchtzubereitung, 3,5 % Fett

> Nährwerte: **0 g HS**, 4 g EW, 4 g F, 17 g KH, 1 g BS, 123 kcal/515 kJ

Mittagessen

- Geröstete Haferflockensuppe   Rezept Nr. 48
- Kalbsgulasch   Rezept Nr. 49
- Breite Nudeln   Rezept Nr. 50
- Gurkensalat mit Joghurtdressing   Rezept Nr. 51

> Nährwerte: **228 mg HS**, 34 g EW, 25 g F, 59 g KH, 7 g BS,
> 636 kcal/2661 kJ

Zwischenmahlzeit

● Pflaumen-Melonen-Salat   Rezept Nr. 52

Nährwerte: **40 mg HS**, 1 g EW, 0 F, 29 g KH, 2 g BS, 119 kcal/498 kJ

Abendessen

*200 ml
(1 Glas)   Apfelsaft*

● Rosenkohlauflauf   Rezept Nr. 53
● Endiviensalat   Rezept Nr. 54

Nährwerte: **176 mg HS**, 18 g EW, 21 g F, 58 g KH, 14 g BS,
507 kcal/2121 kJ

Gesamtnährwerte (1 Person pro Tag):
494 mg HS, 71 g EW, 64 g F, 227 g KH, 32 g BS, 1835 kcal/7678 kJ

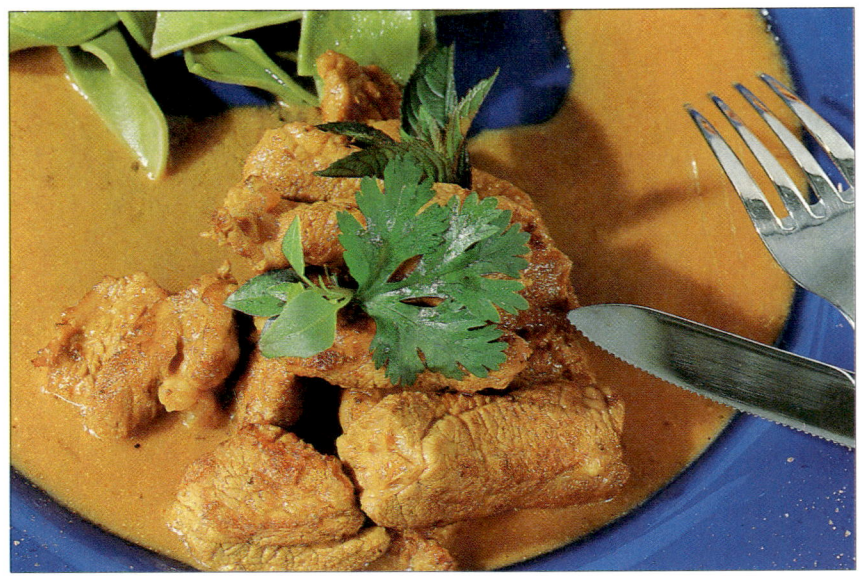

Geröstete Haferflockensuppe (Nr. 48)

1 Portion:

Wurzelwerk:	
10 g	*Lauch*
10 g	*Sellerie*
10 g	*Karotte*
5 g (1 TL)	*Öl*
15 g	*Haferflocken*
ca. 300 g	*Gemüsebrühe*
	Salz
3 g (¹/₂ EL)	*Schnittlauch, fein geschnitten*

● Vorbereitetes Wurzelwerk sehr fein und klein schneiden. Öl erhitzen, Haferflocken darin anrösten, Wurzelwerk dazugeben, mit andünsten. Mit kalter Flüssigkeit aufgießen und bei Mittelhitze ca. 10 Min. gar kochen. Abschmecken und mit Schnittlauch servieren.

Nährwerte: **24 mg HS**, 2,4 g EW, 6,3 g F, 9,8 g KH, 2,6 g BS, 105 kcal / 439 kJ

Kalbsgulasch (Nr. 49)

1 Portion:

100 g	Kalbskeule		1 PR	Paprikapulver
10 g (1 EL)	Zwiebel		1 PR	Knoblauchpulver
5 g (1 TL)	Öl		10 g (2 TL)	Tomatenmark
2 g (1/2 TL)	Mehl		ca. 100 g	Gemüsebrühe
	Salz			oder Wasser
	Pfeffer, frisch gemahlen		10 g (2 TL)	Sahne, 30 % Fett

● Fleisch waschen, trockentupfen, in gleichmäßige kleine Würfel schneiden. Zwiebel fein hacken. Fleisch in heißem Öl anbraten. Zwiebel und Mehl zugeben, kurz anrösten. Salzen, würzen, das Tomatenmark hinzufügen, mit Flüssigkeit aufgießen und gar dünsten. Bei Bedarf nochmals etwas heiße Gemüsebrühe zugießen. Mit Sahne verfeinern.

Nährwerte: **159 mg HS**, 22,4 g EW, 9,8 g F, 3,9 g KH, 0,6 g BS, 194 kcal / 812 kJ

Breite Nudeln (Nr. 50)

1 Portion:

60g	Nudeln
	Salz

● Nudeln in Salzwasser gar kochen, abgießen, abtropfen lassen und heiß servieren.

Nährwerte: **36 mg HS**, 7,4 g EW, 1,7 g F, 41 g KH, 3 g BS, 211 kcal / 883 kJ

Gurkensalat mit Joghurtdressing (Nr. 51)

1 Portion:

150 g	Salatgurke
40 g (2 EL)	Joghurt, 3,5 % Fett
5 g (1 TL)	Öl
	Salz
1 PR	Zucker
ca. 1/2 TL	Essig
	Dill, fein gehackt

● Gurke waschen, fein hobeln. Joghurtsoße herstellen, abschmecken und über den Salat geben.

Nährwerte: **9 mg HS**, 2,2 g EW, 6,8 g F, 4,3 g KH, 0,8 g BS, 91 kcal/380 kJ

Pflaumen-Melonen-Salat (Nr. 52)

1 Portion:

75 g	Pflaumen, entsteint
100 g	Honigmelonenfruchtfleisch
5 g (1 EL)	Zucker
5 g (1 TL)	Zitronensaft, frisch
2–3 EL	Mineralwasser

● Pflaumen vierteln, Melone in kleine Stücke schneiden. Die übrigen Zutaten verrühren und über die Früchte gießen, mischen; etwas ziehen lassen.

Nährwerte: **40 mg HS**, 1,4 g EW, 0,3 g F, 28,9 g KH, 2,3 g BS, 127 kcal/531 kJ

Rosenkohlauflauf (Nr. 53)

1 Portion:

200 g	*Rosenkohl,* *frisch oder tiefgekühlt*
	Salz
200 g	*Kartoffeln, gekocht*
20 g (1)	*Eigelb*
4 EL	*Rosenkohlwasser*
	oder Gemüsebrühe
1 MS	*Muskatnuss, frisch gerieben*
	Salz
10 g (1 EL)	*Butter*

● Den frischen Rosenkohl waschen, putzen. Frisches oder tiefgekühltes Gemüse in Salzwasser halbgar kochen. Kartoffeln schälen, in Würfel schneiden. Beides kranzförmig in eine gefettete Auflaufform legen. Eigelb mit Muskat, Salz und Flüssigkeit verquirlen und dazugießen. Butterflöckchen darüber geben und im Backrohr ca. 30 Min. garen.

Nährwerte: **152 mg HS**, 16,2 g EW, 15,6 g F, 35,9 g KH, 13,5 g BS, 356 kcal/1490 kJ

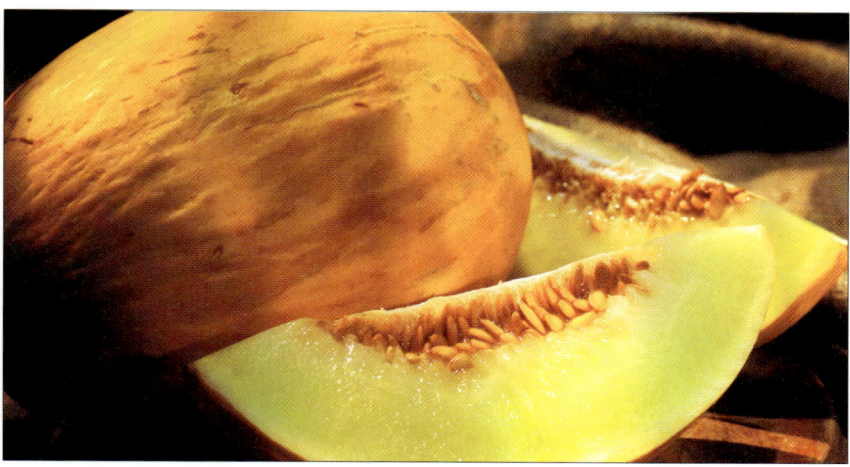

Endiviensalat (Nr. 54)

1 Portion:

50 g	*Endivie*

zur Salatmarinade:

1 EL	*Essig*
1–2 EL	*Mineralwasser*
10 g (1 EL)	*Zwiebeln, fein gehackt*
5 g (1 TL)	*Öl*
	Salz
	Pfeffer

● Salat waschen, abtropfen lassen, fein schneiden und mit Marinade anmachen.

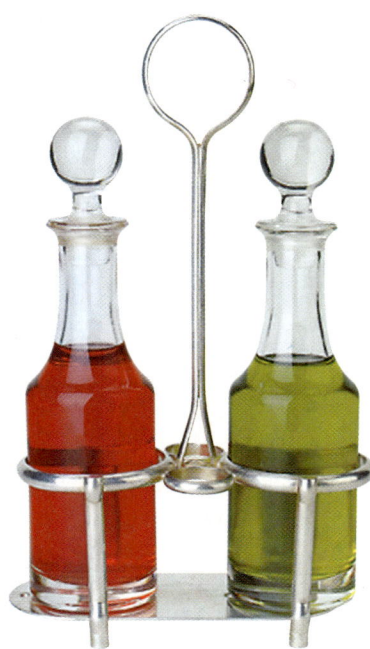

Nährwerte: **8 mg HS**, 1,1 g EW, 5,1 g F, 0,7 g KH, 0,8 g BS, 55 kcal/230 kJ

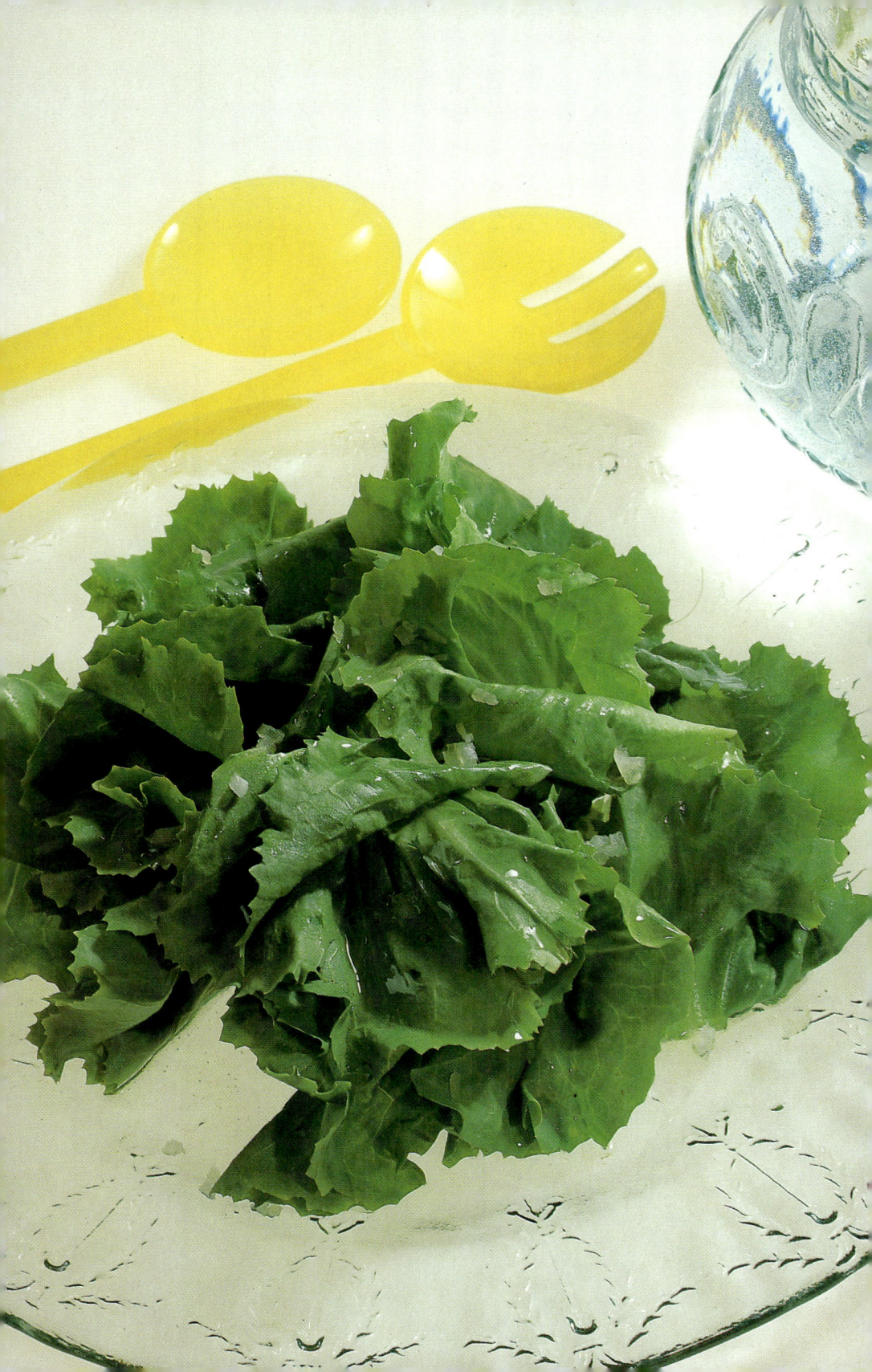

Purinarme Diät

Frühstück

	Kaffee oder Tee
30 g (2 EL)	*Kondensmilch, 7,5 % F, evtl. mit Zucker*
50 g (1)	*Brötchen*
20 g (2 Sch.)	*Roggenvollkorn-Knäckebrot*
10 g (1 EL)	*Butter*
20 g (1 Sch., dünn)	*Putenwurst*
20 g (1 EL)	*Erdbeermarmelade*

Nährwerte: **70 mg HS**, 12 g EW, 14 g F, 55 g KH, 8 g BS,
405 kcal/1695 kJ

Zwischenmahlzeit

150 g	*Äpfel*

Nährwerte: **23 mg HS**, 1 g EW, 1 g F, 17 g KH, 3 g BS, 83 kcal/347 kJ

Mittagessen

- Salat „Monte Carlo"   Rezept Nr. 55
- Schmorbraten   Rezept Nr. 56
- Kohlrabigemüse   Rezept Nr. 57
- Röstkartöffelchen   Rezept Nr. 58

Nährwerte: **252 mg HS**, 32 g EW, 29 g F, 55 g KH, 11 g BS,
626 kcal/2619 kJ

Zwischenmahlzeit

● Gekühlte Zitronenmilch   Rezept Nr. 59

Nährwerte: **0 HS**, 5 g EW, 3 g F, 36 g KH, 1 g BS, 196 kcal/820 kJ

Abendessen

● Fruchtiger Käsesalat   Rezept Nr. 60

50 g	*Weizenmischbrot*
50 g	*Toastbrot*
10 g (1 EL)	*Margarine*

Nährwerte: **97 mg HS**, 29 g EW, 21 g F, 87 g KH, 12 g BS,
671 kcal/2807 kJ

Gesamtnährwerte (pro Person und Tag):
442 mg HS, 79 g EW, 68 g F, 250 g KH, 35 g BS, 1981 kcal/8288 kJ

Salat „Monte Carlo" (Nr. 55)

1 Portion:

100 g	*Orange, geschält*
75 g	*Tomate*
10 g (1 großes)	*Salatblatt*
3 g	*Öl*
5 g (1 TL)	*Zitronensaft, frisch*

● Orange und Tomate in feine Scheiben schneiden, ringförmig auf ein Salatblatt legen. Mit der Öl-Zitronen-Mischung beträufeln.

> Nährwerte: **29 mg HS**, 1,9 g EW, 3,4 g F, 12,2 g KH, 3,1 g BS, 92 kcal/385 kJ

Schmorbraten (Nr. 56)

1 Portion:

100 g	*Rinderkeule*
	Salz
	Pfeffer
5 g (1 TL)	*Öl*
etw.	*Wurzelwerk u. Zwiebel*
ca. $\frac{1}{8}$ l	*Gemüsebrühe oder Wasser*
5 g ($\frac{1}{2}$ EL)	*Weizenstärke*
15 g (1 EL)	*saure Sahne*

● Fleisch salzen, mit Pfeffer einreiben, von beiden Seiten in Öl kurz anbraten. Wurzelwerk und Zwiebel dazugeben, mit Flüssigkeit aufgießen, zugedeckt gar schmoren. Wurzelwerk und Zwiebel entfernen. Bratensaft mit Stärke andicken, mit Sahne abschmecken.

> Nährwerte: **132 mg HS**, 21,1 g EW, 10,8 g F, 4,8 g KH, 0 g BS, 200 kcal/837 kJ

Kohlrabigemüse (Nr. 57)

1 Portion:

200 g	*Kohlrabi*
3 g	*Öl*
15 g (1 EL)	*Kondensmilch, 7,5 % Fett*
etw.	*Gemüsebrühe*
	Salz
	Muskatnuss, frisch gerieben
2 g (¹/₂ EL)	*Petersilie, fein gehackt*

● Die vorbereitete Kohlrabi in Scheiben schneiden. Öl erhitzen. Das Gemüse darin andünsten. Mit Gemüsebrühe aufgießen und fertig garen. Salzen, würzen, mit Kondensmilch abschmecken. Mit Petersilie bestreuen. Zarte Kohlrabiblätter fein geschnitten unter das gegarte Gemüse geben.

Nährwerte: **60 mg HS**, 5 g EW, 4,3 g F, 9 g KH, 3,1 g BS, 97 kcal/406 kJ

Rostkartöffelchen (Nr. 58)

1 Portion:

200 g	*kleine Kartoffeln*
10 g (1 EL)	*Öl*
etw.	*Salz*

● Kartoffeln in der Schale kochen. Schälen, im Ganzen in Öl goldgelb braten.

Nährwerte: **30 mg HS**, 4 g EW, 10,2 g F, 29,2 g KH, 4,7 g BS, 228 kcal/954 kJ

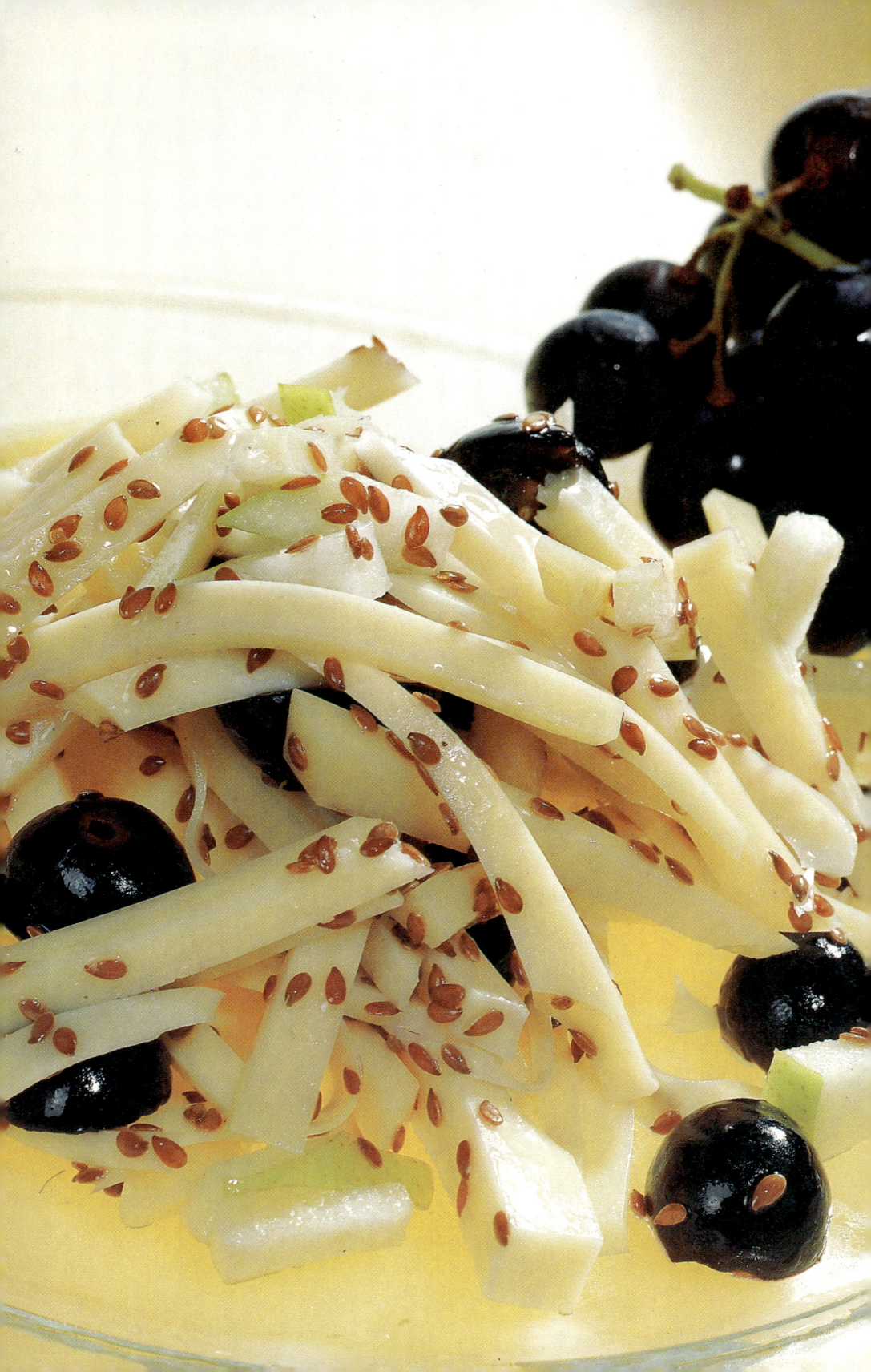

Gekühlte Zitronenmilch (Nr. 59)

1 Portion:

20 g	Puderzucker
30 ml (2 EL)	Zitronensaft, frisch
etw.	Zitronenschale, abgerieben
150 ml	Milch, 1,5 % Fett

● Die Zutaten sehr gut unter die gekühlte Milch schlagen oder mixen; sofort servieren.

Nährwerte: **0 mg HS**, 5,4 g EW, 2,6 g F, 36,2 g KH, 0,1 g BS, 198 kcal/828 kJ

Fruchtiger Käsesalat (Nr. 60)

1 Portion:

50 g	Edamer, 30 % F. i. Tr.
100 g	Birne, geschält
100 g	Weintrauben, kernlos
10 g	Leinsamen
10 g	Sultaninen

zur Soße:

40 g (2 EL)	Joghurt, 1,5 % Fett
20 g (4 TL)	Kondensmilch, 7,5 % Fett
5 ml (1 TL)	Zitronensaft
einige Tropfen	Worcestersoße
1 MS	Senf, Ketchup

● Käse in Streifen schneiden, Birne in kleine Würfel. Mit den Trauben, Sultaninen und Leinsamen in eine Schüssel geben.

● Von den übrigen Zutaten eine Soße herstellen, abschmecken. Mit dem Käse und dem Obst mischen, gut durchziehen lassen, nochmals abschmecken

Nährwerte: **54 mg HS**, 21,5 g EW, 11,2 g F, 40 g KH, 9,1 g BS, 352 kcal/1473 kJ

Purinarme Diät

Frühstück

	Kaffee oder Tee
30 g (2 EL)	Kondensmilch, 7,5 % Fett, evtl. mit Zucker
100 g	Weizenmischbrot
10 g (1 EL)	Butter
30 g	Edamer, 30 % F. i. Tr.
20 g (1 EL)	Pflaumenmarmelade

Nährwerte: **48 mg HS**, 18 g EW, 17 g F, 61 g KH, 18 g BS,
482 kcal/2017 kJ

Zwischenmahlzeit

200 g	Karottensaft

Nährwerte: **10 mg HS**, 1 g EW, 0 g F, 12 g KH, 0 g BS, 53 kcal/222 kJ

Mittagessen

- Gemüsesuppe mit Reis   Rezept Nr. 61
- Roggenauflauf   Rezept Nr. 62
- Apfelsoße   Rezept Nr. 63

Nährwerte: **139 mg HS**, 35 g EW, 36 g F, 122 g KH, 13 g BS,
979 kcal/4096 kJ

Zwischenmahlzeit

	Tee mit Zitrone
10 g (2 TL)	Zucker
	Butterbrezel:
50 g (1)	Brezel
10 g (1 EL)	Butter

Nährwerte: **20 mg HS**, 5 g EW, 9 g F, 38 g KH, 3 g BS,
260 kcal/1088 kJ

Abendessen

● Pikant angemachter, körniger Frischkäse   Rezept Nr. 64

80 g	Radieschen
50 g	Salatgurke, in Scheiben
100 g	Roggenvollkornbrot

Nährwerte: **63 mg HS**, 22 g EW, 6 g F, 43 g KH, 10 g BS,
322 kcal/1347 kJ

Gesamtnährwerte (pro Person und Tag):
280 mg HS, 81 g EW, 68 g F, 276 g KH, 44 g BS, 2096 kcal/8770 kJ

Gemüsesuppe mit Reis (Nr. 61)

1 Portion:

20 g	*Karotte*
20 g	*Lauch*
20 g	*Sellerie*
10 g	*Erbsen, tiefgekühlt*
5 g (1 TL)	*Öl*
ca. 300 g	*Gemüsebrühe*
30 g	*Reis*
2 g (¹/₂ EL)	*Petersilie, fein gehackt*

● Gemüse waschen, putzen und in gleichmäßige dünne Streifen schneiden. Öl erhitzen und das Gemüse darin andünsten.

● Mit Flüssigkeit aufgießen, salzen, gar kochen. Reis dazu erhitzen, abschmecken. Mit Petersilie anrichten.

Nährwerte: **43 mg HS**, 2,2 g EW, 5,2 g F, 9,6 g KH, 2,2 g BS, 94 kcal/393 kJ

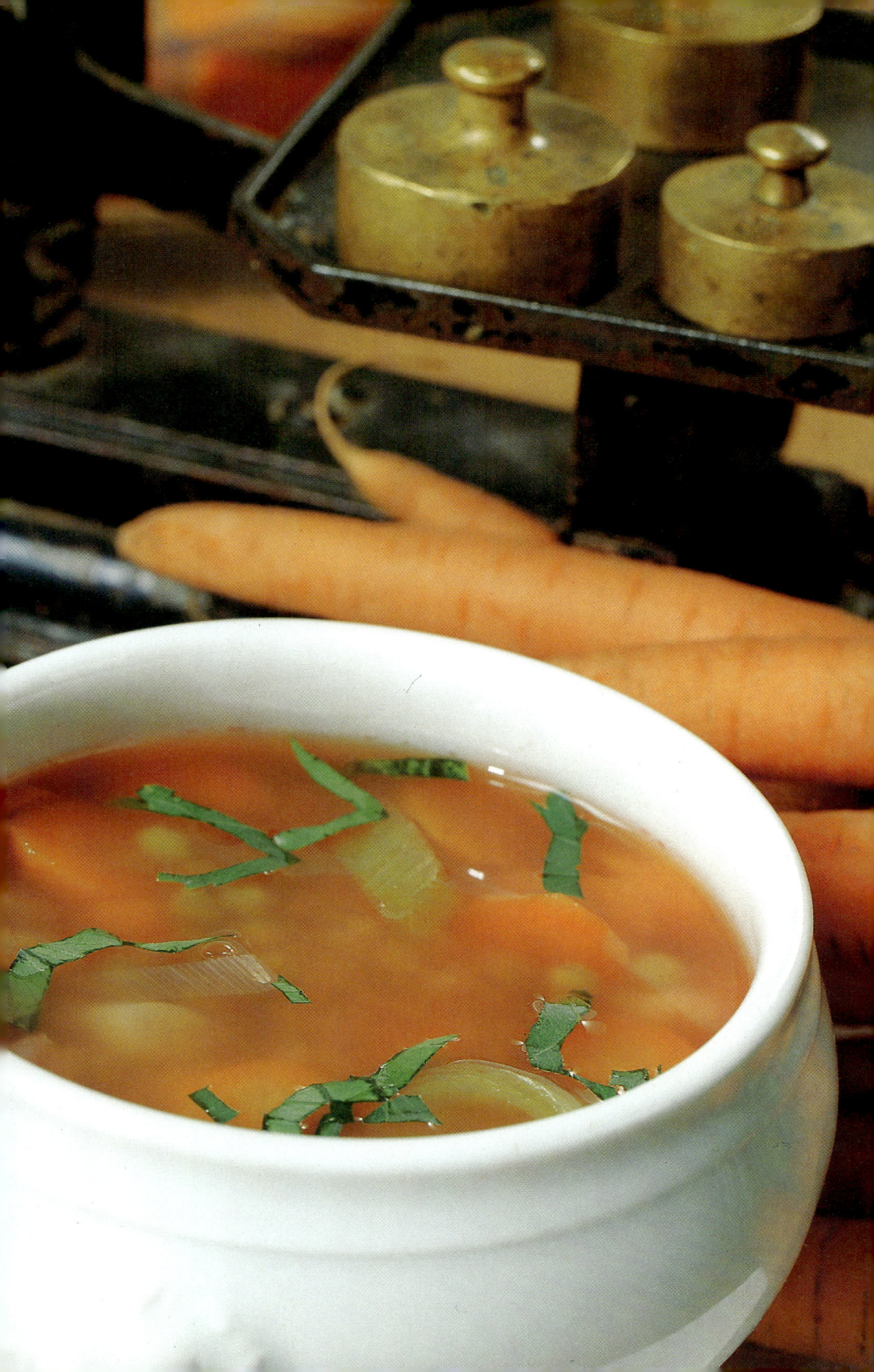

Roggenauflauf (Nr. 62)

1 Portion:

20 g	Hafer
50 g	Roggen, geschrotet
200 g	Milch, 1,5 % Fett
	Zitronenschale, abgerieben
1 PR	Salz
60 g (1)	Ei, getrennt
5 g (1 TL)	Butter
40 g (2 EL)	Honig
50 g	Speisequark, Magerstufe
10 g	Haselnüsse, gehackt
100 g	Aprikosen, frisch
5 g (1 TL)	Butter zum Ausfetten

● Hafer über Nacht in reichlich Wasser quellen lassen. Vor der Zubereitung Flüssigkeit abgießen und abtropfen. Milch, Zitronenschale und Salz erhitzen.

● Hafer und Roggen einrühren, aufkochen und ca. 10 Min. ausquellen und anschließend abkühlen lassen.

● Die Hälfte der Haselnüsse unter den Schrotbrei geben. Die vorbereiteten Aprikosen klein würfeln. Eiklar sehr steif schlagen. Butter, Eigelb und Honig schaumig rühren.

● Speisequark, Schrotmasse und die Aprikosen dazugeben, mischen. Eischnee gleichmäßig unterziehen. In eine gefettete Auflaufform füllen.

● Die restlichen Nüsse obenauf streuen und bei Mittelhitze ca. 40 Min. backen.

Nährwerte: **82 mg HS**, 30,4 g EW, 26,9 g F, 93,7 g KH, 10,8 g BS, 746 kcal/3121 kJ

Apfelsoße (Nr. 63)

1 Portion:

$^1/_8$ l	Apfelsaft
5 g ($^1/_2$ EL)	Weizenstärke
5 ml (1 TL)	Zitronensaft, frisch
10 g ($^1/_2$)	Eigelb

● Apfelsaft vorsichtig erhitzen. Die mit etwas. Flüssigkeit angerührte Stärke unter ständigem Rühren einlaufen lassen, aufkochen. Mit Zitronensaft abschmecken und mit Eigelb legieren.

Nährwerte: **14 mg HS**, 2,1 g EW, 3,6 g F, 18,6 g KH, 0,1 g BS, 119 kcal/498 kJ

Pikant angemachter, körniger Frischkäse (Nr. 64)

1 Portion:

130 g	körniger Frischkäse (Hüttenkäse)
6 g (1 EL)	Schnittlauch, geschnitten
	Paprikapulver

● Frischkäse in eine Schüssel geben und mit den übrigen Zutaten mischen.

Nährwerte: **2 mg HS**, 14,8 g EW, 5,1 g F, 3,1 g KH, 0,4 g BS, 117 kcal/490 kJ

Purinarme Diät

Frühstück

	Kaffee oder Tee
30 g (2 EL)	*Kondensmilch, 7,5 % Fett, evtl. mit Zucker*
100 g	*Weizenvollkornbrot*
10 g (1 EL)	*Butter*
20 g (1 EL)	*Honig*

● Abgeschlagener Speisequark   Rezept Nr. 90*

Nährwerte: 60 mg HS, 22 g EW, 18 g F, 64 g KH, 10 g BS, 520 kcal/2176 kJ

* wie streng purinarme Diät 2. Tag

Zwischenmahlzeit

● Aprikosenmilch   Rezept Nr. 65

Nährwerte: 10 mg HS, 5 g EW, 2 g F, 15 g KH, 1 g BS, 101 kcal/423 kJ

Mittagessen

● Grünkernmehlsuppe   Rezept Nr. 66
● Gemüseklopse   Rezept Nr. 67
● Kopfsalat   Rezept Nr. 101

150 g	*Weintrauben*

Nährwerte: 177 mg HS, 15 g EW, 25 g F, 67 g KH, 10 g BS, 569 kcal/2380 kJ

Zwischenmahlzeit

	Tee mit Zitrone
10 g (2 TL)	Zucker
10 g (1 Sch.)	Roggenvollkorn-Knäckebrot
3 g (ca. ¹/₂ TL)	Margarine
10 g (¹/₂ EL)	Erdbeermarmelade

Nährwerte: **12 mg HS**, 2 g EW, 3 g F, 23 g KH, 3 g BS,
130 kcal/544 kJ

Abendessen

● Fleischsalat, badisch   Rezept Nr. 68

100 g	Roggenbrot, sechskorn

Nährwerte: **105 mg HS**, 24 g EW, 17 g F, 53 g KH, 12 g BS,
474 kcal/1983 kJ

Gesamtnährwerte (pro Person und Tag):

364 mg HS, 68 g EW, 65 g F, 222 g KH, 36 g BS, 1794 kcal/7506 kJ

Aprikosenmilch (Nr. 65)

1 Portion:

50 g	*Aprikosen*
¹/₈ l	*Milch, 1,5 % Fett*
5 g (1 TL)	*Zucker*

● Die vorbereiteten Aprikosen zu Püree mixen, langsam Milch und Zucker dazugeben.

Nährwerte: **10 mg HS**, 4,7 g EW, 2,1 g F, 15,4 g KH, 1 g BS, 101 kcal/423 kJ

Gemüseklopse (Nr. 67)

1 Portion: ### *zum Teig:*

40 g	*Karotte*	*30 g (¹/₂)*	*Ei*
40 g	*Sellerie*	*10 g (1 EL)*	*Mehl*
50 g	*Kartoffel*	*10 g (1 EL)*	*Grieß*
50 g	*Brokkoli*	*3 g (1 EL)*	*Petersilie, fein gehackt*
40 g	*Erbsen, tiefgekühlt*	*¹/₂ TL*	*Basilikum*
ca. ¹/₈ l	*Gemüsebrühe oder Wasser*		*Salz*
	Salz		*Muskatnuss, frisch gerieben*
10 g (1 EL)	*Zwiebel*	*10 g (1 EL)*	*Öl zum Ausbacken*
5 g (1 TL)	*Öl*		

● Karotte, Sellerie, Kartoffel waschen, putzen, schälen, in kleine Stücke schneiden; Brokkoli in Röschen teilen. Alle Gemüse in der gesalzenen Flüssigkeit weich dünsten. Zwischenzeitlich die Zwiebel goldgelb rösten.

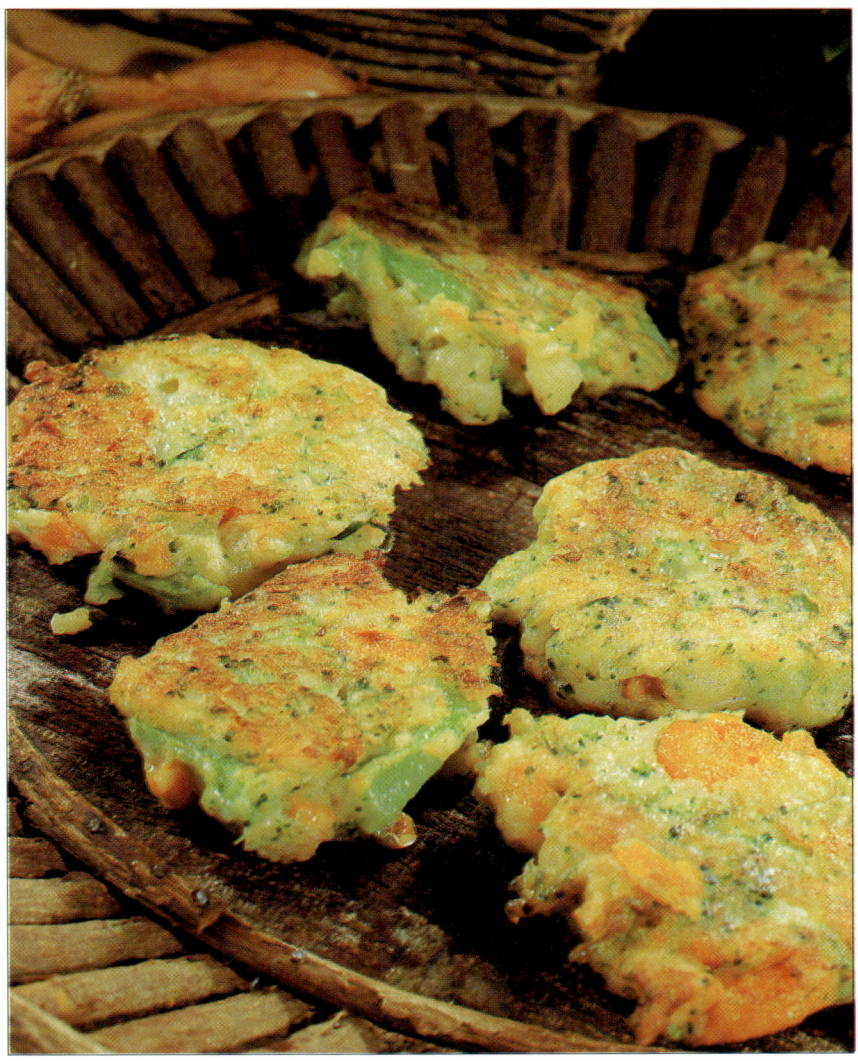

● Das fertig gegarte Gemüse auf ein Sieb geben, sehr gut abtropfen lassen. Mit dem Messer klein hacken und in eine Schüssel geben. Die Zwiebel und die Zutaten für den Teig hinzufügen und zu einer Masse verarbeiten. Mit einem Esslöffel Klopse formen und in heißem Fett unter mehrmaligem Wenden ausbacken.

Nährwerte: **121 mg HS**, 11,5 g EW, 18,9 g F, 31 g KH, 6,9 g BS, 341 kcal/1427 kJ

Grünkernmehlsuppe (Nr. 66)

1 Portion:

15 g (1 geh. EL)	Grünkernmehl
300 g	Gemüsebrühe oder Wasser
	Salz
2 g ($^1/_2$ EL)	Petersilie, fein gehackt

● Grünkernmehl in etwas kaltem Wasser anrühren, Flüssigkeit zum Kochen bringen, das angerührte Grünkernmehl einrühren und ca. 20 Min. köcheln lassen. Mit Petersilie anrichten.

Nährwerte: **20 mg HS**, 1,5 g EW, 0,3 F, 10,8 g KH, 1 g BS, 53 kcal/222 kJ

Fleischsalat badisch (Nr. 68)

1 Portion:

30 g	Fleischwurst
30 g (1 kleine)	Gewürzgurke
20 g (2 EL)	Zwiebel
50 g	Apfel
100 g	Tomate
30 g (1 kleine)	Karotte, gekocht
60 g	Ei, hart gekocht

zur Soße:

10 g (1 EL)	Mayonnaise
40 g (2 EL)	Joghurt, 1,5 % Fett
	Salz, Pfeffer, Paprikapulver
etw.	Senf, mittelscharf
6 g (1 EL)	Schnittlauch

● Zwiebel und Apfel schälen, Tomate häuten; alle Zutaten in feine Streifen schneiden. Ei pellen. Eiweiß vom Eigelb trennen. Eiweiß hacken und zu den übrigen Zutaten geben. Eigelb durch ein Sieb streichen oder mit der Gabel zerdrücken. Zutaten für die Soße mit Eigelb gut verrühren, abschmecken, über den Salat geben und mischen. Gut durchziehen lassen, nochmals abschmecken.

Nährwerte: **55 mg HS**, 16,8 g EW, 15,3 g F, 13,3 g KH, 3,9 g BS, 261 kcal/1092 kJ

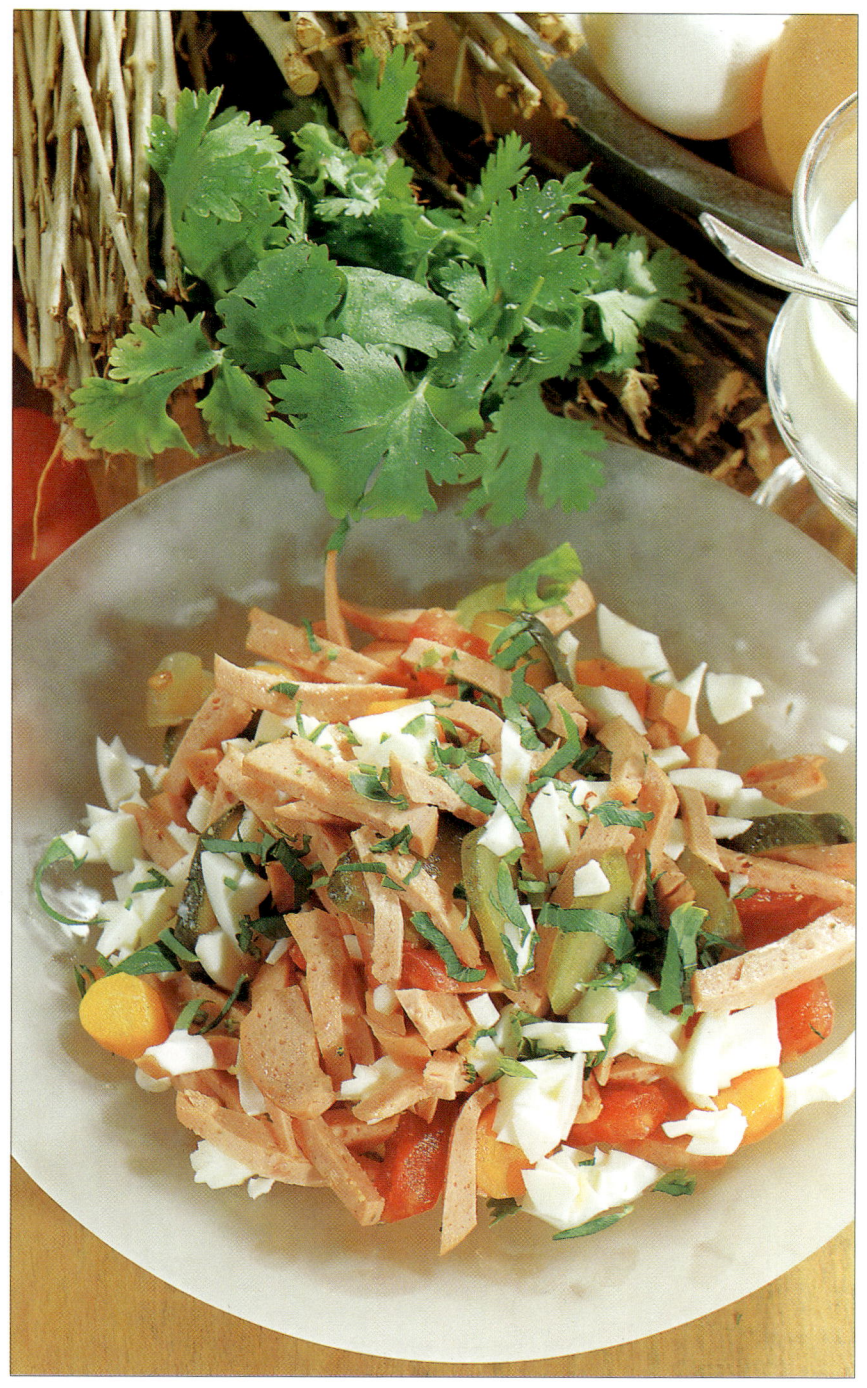

Purinarme Diät

Frühstück

	Kaffee oder Tee
30 g (2 EL)	*Kondensmilch, 7,5 % Fett, evtl. mit Zucker*
100 g	*Roggenvollkornbrot*
10 g (1 EL)	*Butter*
30 g	*Camembert, 45 % F. i. Tr.*
20 g (1 EL)	*Pflaumenmarmelade*

Nährwerte: **58 mg HS**, 15 g EW, 16 g F, 54 g KH, 13 g BS, 432 kcal/1807 kJ

Zwischenmahlzeit

150 g	*Birne*

Nährwerte: **23 mg HS**, 1 g EW, 0 g F, 19 g KH, 4 g BS, 82 kcal/343 kJ

Mittagessen

- Gemüsebrühe mit Riebele   Rezept Nr. 69
- Rotbarsch in Kapernsoße   Rezept Nr. 70
- Reis   Rezept Nr. 71
- Salatschälchen   Rezept Nr. 11*

Nährwerte: **242 mg HS**, 33 g EW, 24 g F, 72 g KH, 3 g BS, 654 kcal/2736 kJ

* wie purinarme Diät 1. Tag ohne Zwiebel

Zwischenmahlzeit

150 g (1 Becher) Joghurt, natur, 1,5 % Fett

30 g (ca. 3 St.) Kurpflaumen

Nährwerte: **30 mg HS**, 6 g EW, 3 g F, 23 g KH, 3 g BS,
147 kcal/615 kJ

Abendessen

- Sellerierohkost mit Karottenstreifen   Rezept Nr. 72
- Eierkuchen mit frischen Heidelbeeren   Rezept Nr. 73
- Pfirsichkompott   Rezept Nr. 75

Nährwerte: **106 mg HS**, 18 g EW, 22 g F, 79 g KH, 13 g BS,
602 kcal/2519 kJ

Gesamtnährwerte (pro Person und Tag):
459 mg HS, 73 g EW, 65 g F, 247 g KH, 36 g BS, 1917 kcal/8020 kJ

Gemüsebrühe mit Riebele (Nr. 69)

1 Portion:

¹/₄ l	Gemüsebrühe
30 g	Riebele, gekocht
	Salz
3 g (¹/₂ EL)	Schnittlauch

● In die erhitzte Gemüsebrühe die gekochten Teigwaren geben, aufkochen lassen, salzen. Mit Schnittlauch servieren.

Nährwerte: **8 mg HS**, 1,4 g EW, 0,3 g F, 7,4 g KH, 0,7 g BS, 39 kcal/163 kJ

Rotbarsch in Kapernsoße (Nr. 70)

1 Portion:

130 g	Rotbarschfilet		2	Pfefferkörner
5 g (1 TL)	Zitronensaft, frisch		1 PR	Pfeffer
			1 Stück	Zwiebel, grob gehackt
zum Fischsud:			5 g (1 TL)	Butter
			10 g (1 EL)	Mehl
ca. 200 ml	Wasser		10 g (ca. 1 EL)	Kapern
	Salz		15 g (1 EL)	Sahne, 30 % Fett
1	Lorbeerblatt			

● Fisch waschen, mit Zitronensaft beträufeln. Fischsud herstellen, aufkochen und den Fisch darin gar ziehen lassen. Fischfilet herausnehmen und warm stellen. Den Sud durch ein Sieb geben.

● Butter erhitzen, Mehl darin anschwitzen, mit ca. 1/8 l Fischsud nach und nach aufgießen und ca. 10 Min. köcheln lassen. Kapern dazugeben, mit Sahne verfeinern. Fisch in die Soße legen, kurz ziehen lassen.

Nährwerte: **175 mg HS**, 25,3 g EW, 13,5 g F, 9 g KH, 0,4 g BS, 259 kcal/1084 kJ

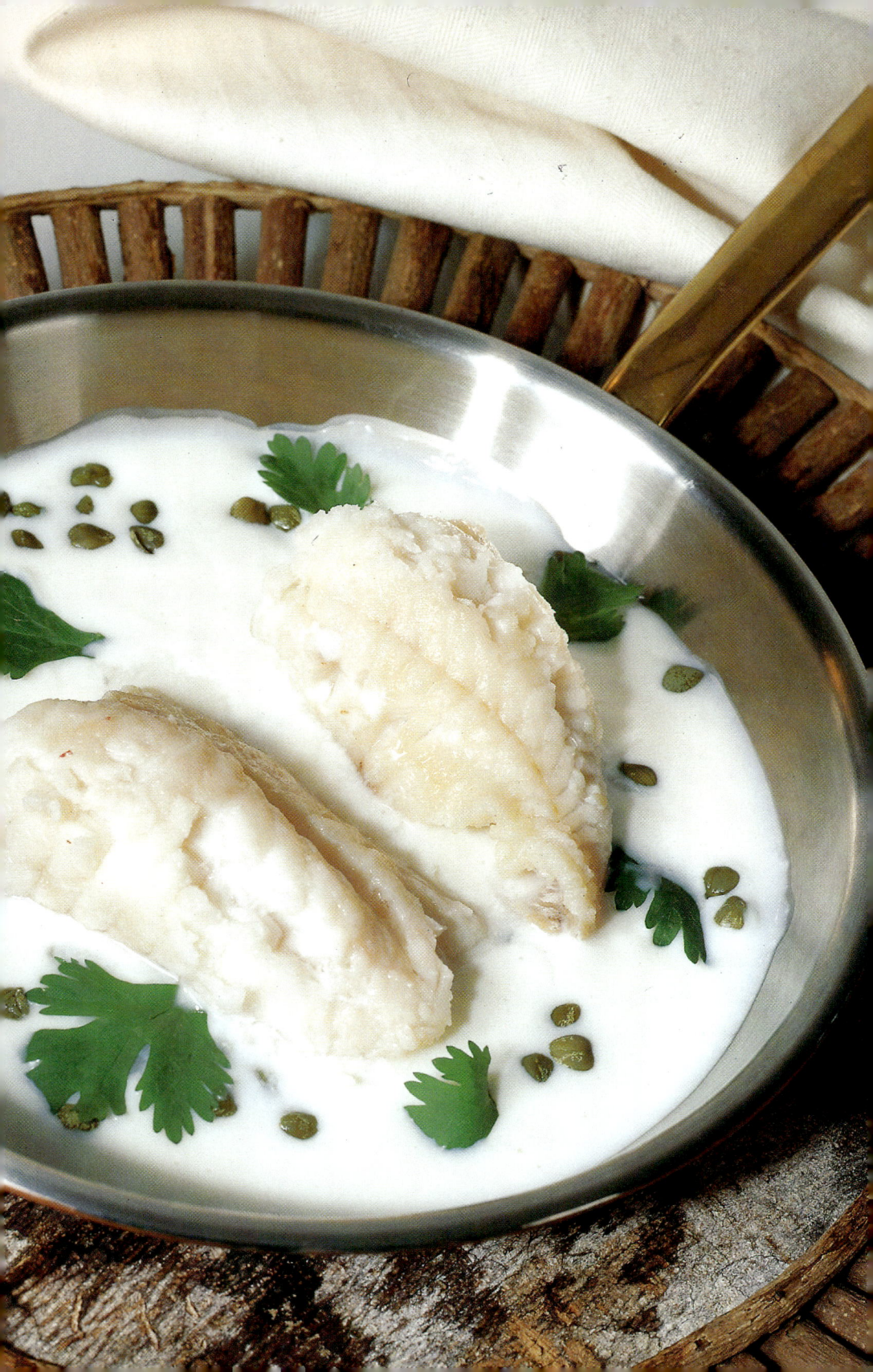

Reis (Nr. 71)

1 Portion:

70 g	*Reis*
150 g	*Gemüsebrühe*
	Salz
5 g (1 TL)	*Butter*

● Reis und Flüssigkeit in Topf geben, beides zusammen einige Minuten quellen lassen, Salz zugeben, kurz aufkochen. Bei schwacher Hitze zugedeckt gar quellen lassen. Butter mit Gabel untermischen.

Nährwerte: **53 mg HS**, 4,8 g EW, 4,6 g F, 54,4 g KH, 1 g BS, 281 kcal/1176 kJ

Sellerierohkost mit Karottenstreifen (Nr. 72)

1 Portion:

80 g	*Knollensellerie*
20 g	*Karotte*

zur Joghurtsoße:

30 g (1¹/₂ EL)	*Joghurt, 1,5 % Fett*
5 g (1 TL)	*Zitronensaft, frisch*
1 PR	*Zucker*

● Sellerie und Karotte putzen, waschen, schälen, raffeln; mit Joghurtsoße mischen, abschmecken.

Nährwerte: **26 mg HS**, 2,6 g EW, 0,8 g F, 5,5 g KH, 4,1 g BS, 41 kcal/172 kJ

Eierkuchen mit frischen Heidelbeeren (Nr. 73)

1 Portion:

150 g	Heidelbeeren, frisch oder tiefgekühlt
5 g (1 TL)	Zucker

zum Teig:

50 g	Mehl
60 g (1)	Ei, getrennt
80 g	Milch, 1,5 % Fett
1 PR	Salz

zum Ausbacken:

15 g (1¹/₂ EL)	Butter

- Heidelbeeren verlesen, waschen, sehr gut abtropfen lassen; Tiefgefrorene auftauen, abtropfen. Die Zutaten für den Teig glatt rühren.

- Eiweiß zu steifem Schnee schlagen und gleichmäßig unterziehen.

- Fett in der kunststoffbeschichteten Pfanne erhitzen, Teig hineingeben und bei schwacher Hitze leicht anbacken, mit Heidelbeeren belegen, mit Zucker bestreuen.

- Zugedeckt noch kurz weiterbacken. Vorsichtig wenden und fertig stellen.

Abb. dazu Seite 128

Nährwerte: **53 mg HS**, 16,4 g EW, 21,9 g F, 56 g KH, 9,4 g BS, 494 kcal/2067 kJ

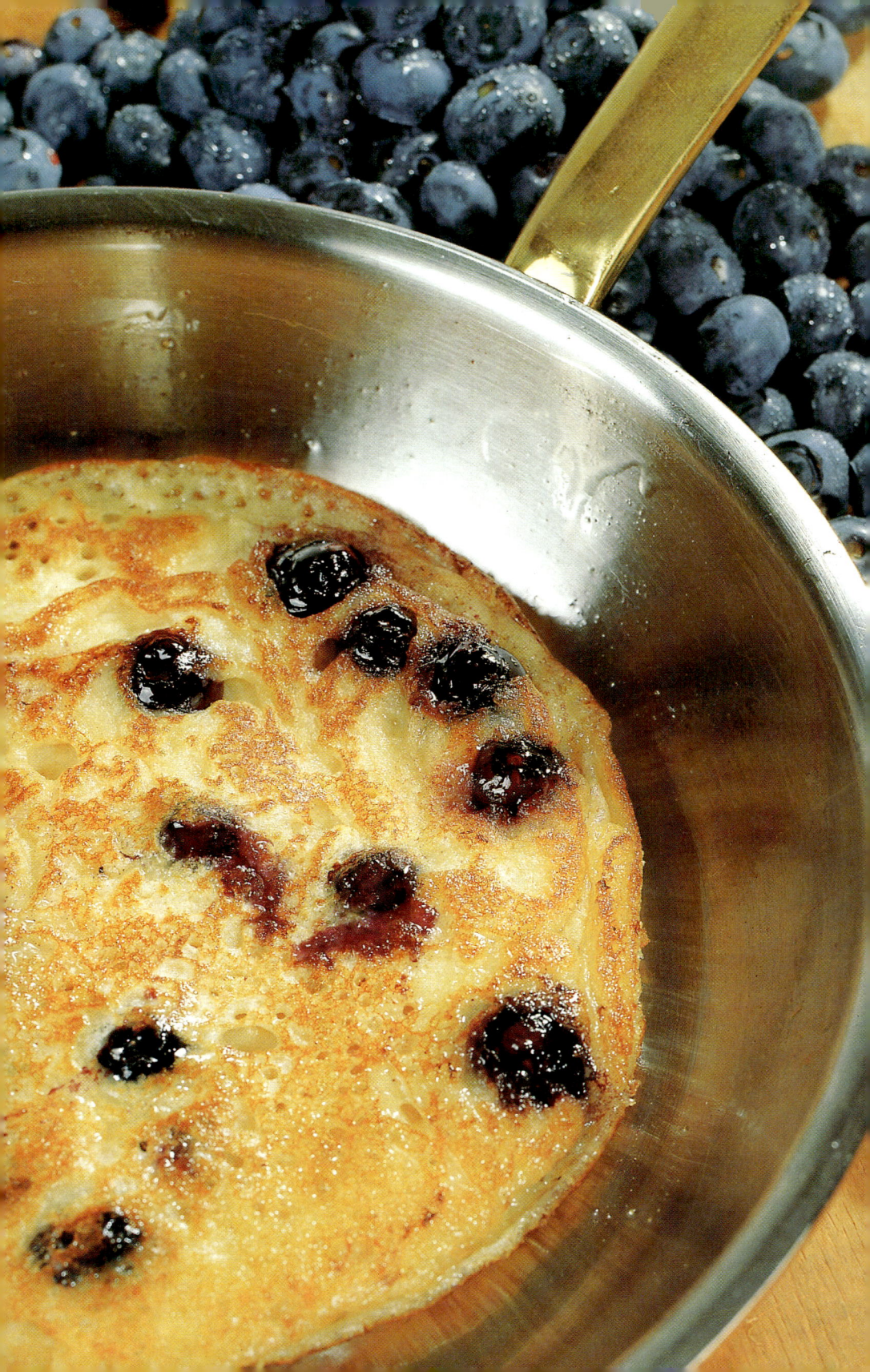

Eierkuchen mit Apfel (Nr. 74)

1 Portion:

150 g	*Apfel, geschält*
5 g (1 TL)	*Zucker*

zum Ausbacken:

15 g (1¹/₂ EL)	*Butter*

zum Teig:

50 g	*Mehl*
60 g (1)	*Ei, getrennt*
80 g	*Milch, 1,5 % Fett*
1 PR	*Salz*

- Vom Apfel Kernhaus entfernen, in feine Scheiben schneiden. Die Zutaten für den Teig glattrühren. Das Eiweiß zu einem steifen Schnee schlagen und gleichmäßig unterziehen.
- Weitere Zubereitung siehe Eierkuchen mit Heidelbeeren.

Nährwerte: 46 mg HS, 16 g EW, 21,6 g F, 62 g KH, 5 g BS, 509 kcal/2130 kJ

Pfirsichkompott (Nr. 75)

1 Portion:

150 g	*Pfirsich*
10 g (1 EL)	*Zucker*

- Reifen Pfirsich halbieren, entsteinen und in wenig Wasser weich dünsten. Die Haut evtl. vom Pfirsich entfernen, mit Zucker süßen.

Nährwerte: 27 mg HS, 1,2 g EW, 0,2 g F, 23,3 g KH, 3,5 g BS, 102 kcal/427 kJ

Purinarme Diät

Frühstück

	Kaffee oder Tee
30 g (2 EL)	*Kondensmilch, 7,5 % Fett, evtl. mit Zucker*
50 g (1)	*Brötchen*
50 g	*Weizenvollkornbrot*
10 g (1 EL)	*Butter*
30 g	*Putenwurst*
20 g (1 EL)	*Aprikosenmarmelade*

Nährwerte: **89 mg HS**, 15 g EW, 16 g F, 63 g KH, 9 g BS,
469 kcal/1962 kJ

Zwischenmahlzeit

250 g (1 Becher)	*Dickmilch, 1,5 % Fett*
evtl. 5 g (1 TL)	*Zucker*

Nährwerte: **0 mg HS**, 9 g EW, 4 g F, 15 g KH, 0 g BS, 136 kcal/569 kJ

Mittagessen

- Getreideeintopf   Rezept Nr. 76
- Orangensalat   Rezept Nr. 77

Nährwerte: **232 mg HS**, 15 g EW, 12 g F, 99 g KH, 16 g BS,
579 kcal/2423 kJ

Zwischenmahlzeit

150 g	*Erdbeeren*
10 g (2 TL)	*Zucker*

Nährwerte: **38 mg HS**, 1 g EW, 1 g F, 18 g KH, 3 g BS, 87 kcal/364 kJ

Abendessen

- Käsespatzen — Rezept Nr. 78
- Grüner Salat — Rezept Nr. 79

Nährwerte: **58 mg HS**, 26 g EW, 34 g F, 73 g KH, 5 g BS,
722 kcal/3021 kJ

Gesamtnährwerte (pro Person und Tag):
417 mg HS, 66 g EW, 67 g F, 268 g KH, 33 g BS, 1993 kcal/8339kJ

Getreideeintopf (Nr. 76)

1 Portion:

20 g	*Roggen*
20 g	*Weizen*
30 g	*Lauch*
50 g	*Karotten*
50 g	*Sellerie*
50 g	*Brokkoli*
50 g	*Erbsen, tiefgekühlt*
50 g	*Kartoffeln*
20 g (2 EL)	*Zwiebeln, fein gehackt*
20 g	*Vollkornreis*
10 g (1 EL)	*Öl*
	Salz
	Pfeffer, frisch gemahlen
ca. 1/2 l	*Gemüsebrühe*
3 g (1 EL)	*Petersilie, fein gehackt*

● Roggen und Weizen mischen, in reichlich Wasser über Nacht quellen lassen. Vor der Zubereitung Wasser abgießen und abtropfen. Das Gemüse putzen, waschen. Lauch in dünne Ringe, Karotten, Sellerie und Kartoffeln schälen und in kleine Würfel schneiden. Brokkoli in kleine Röschen zerteilen. Öl erhitzen, Zwiebeln darin glasig dünsten.

● Alle Gemüse und Reis hinzugeben, mit andünsten. Salzen und würzen. 200 ml Gemüsebrühe dazugießen; ca. 20 Min. garen. Gleichzeitig die Getreidekörner in einen Topf geben, mit der restlichen Gemüsebrühe aufgießen und bei Mittelhitze ca. 40 Min. weich kochen und unter das Gemüse mischen. Mit Petersilie bestreuen.

Nährwerte: **198 mg HS**, 13,1 g EW, 11,7 g F, 59,7 g KH, 13 g BS, 401 kcal/1678 kJ

Orangensalat (Nr. 77)

1 Portion:

150 g	*Orange, kernlos*
20 g (4 TL)	*Zucker*
15 g (1 EL)	*Zitronensaft, frisch*
30 g (2 EL)	*Orangensaft, frisch*

● Orange schälen, weiße Haut sorgfältig entfernen, in Scheiben und anschließend in Würfel schneiden. Die restlichen Zutaten dazugeben, gut vermischen und etwas anziehen lassen.

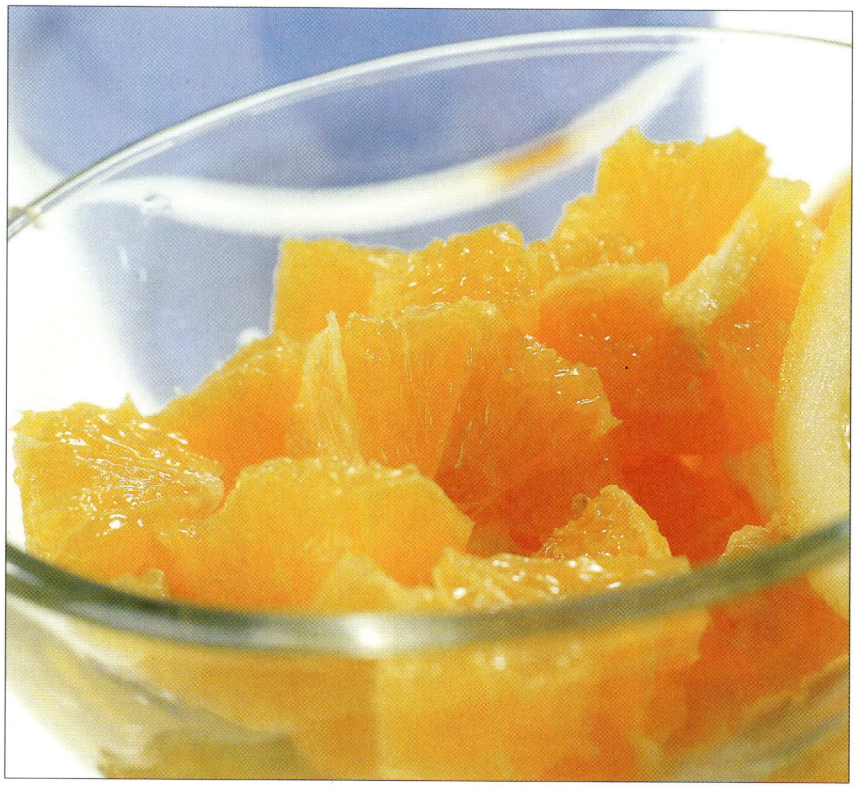

Nährwerte: **34 mg HS**, 1,9 g EW, 0,4 g F, 39,4 g KH, 3,4 g BS, 180 kcal/753 kJ

Käsespatzen (Nr. 78)

1 Portion:

100 g	*Mehl*
4–5 EL	*Wasser*
60 g (1)	*Ei*
	Salz
25 g (SEL)	*Emmentaler Käse, gerieben,*
	45 % F. i. Tr.
10 g (1 EL)	*Butter*
10 g (1 EL)	*Zwiebel, fein gehackt*

● Das gesiebte Mehl mit Wasser und Ei gut verschlagen, etwas Salz dazugeben. Den Teig durch Spätzleseiher in kochendes Salzwasser drücken; ca. 5 Min. kochen lassen. Inzwischen Butter erhitzen und Zwiebel darin goldgelb rösten. Spätzle in ein Sieb geben, abtropfen lassen und sofort lagenweise mit Käse bestreuen. Zwiebel darüber geben.

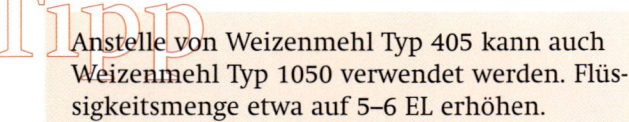

Tipp

Anstelle von Weizenmehl Typ 405 kann auch Weizenmehl Typ 1050 verwendet werden. Flüssigkeitsmenge etwa auf 5–6 EL erhöhen.

Nährwerte: **48 mg HS**, 24,9 g EW, 23,6 g F, 71,9 g KH, 4,2 g BS, 602 kcal/2519 kJ

Grüner Salat (Nr. 79)

1 Portion:

80 g	*Salat*

zur Marinade:

1–2 EL	*Essig*
1 EL	*Mineralwasser*
10 g (1 EL)	*Öl*
	Salz
1 PR	*Zucker*
3 g (¹/₂ EL)	*Schnittlauch, fein geschnitten*

● Salat vorbereiten. Marinade herstellen und kurz vor dem Servieren mischen.

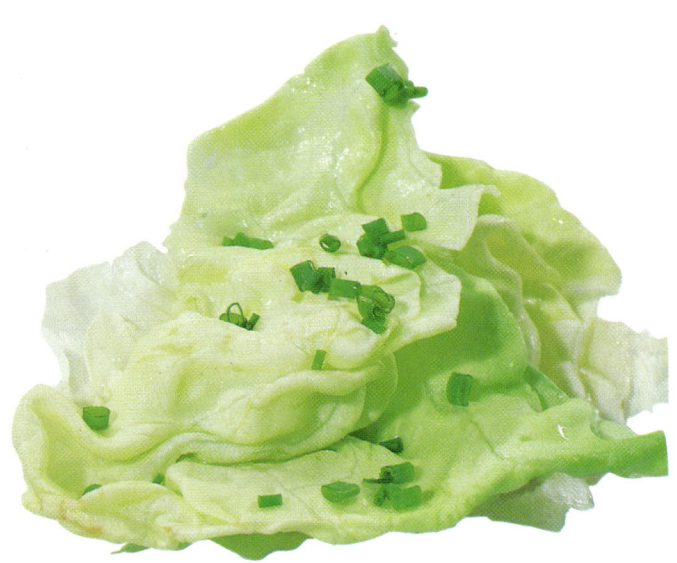

Nährwerte: **10 mg HS**, 1,6 g EW, 10,2 g F, 0,9 g KH, 1,2 g BS,
103 kcal/431 kJ

Purinarme Diät

Frühstück

	Kaffee oder Tee
30 g (2 EL)	*Kondensmilch, 7,5 % Fett, evtl. mit Zucker*
50 g	*Roggenvollkornbrot*
50 g (2 Sch.)	*Weizentoastbrot*
10 g (1 EL)	*Butter*
	Rührei mit Schnittlauch (Rezept Nr. 80)
20 g (1 EL)	*Erdbeermarmelade*

Nährwerte: **49 mg HS**, 18 g EW, 21 g F, 60 g KH, 10 g BS, 515 kcal/2155 kJ

Zwischenmahlzeit

150 g	*Grapefruitsaft*
10 g (2 TL)	*Zucker*

Nährwerte: **23 mg HS**, 1 g EW, 0 g F, 23 g KH, 1 g BS, 98 kcal/410 kJ

Mittagessen

- Rehschnitzel   Rezept Nr. 81
- Rotkraut   Rezept Nr. 82
- Salzkartoffeln   Rezept Nr. 15*
- Bratapfel mit Preiselbeerfüllung   Rezept Nr. 83

Nährwerte: **297 mg HS**, 30 g EW, 21 g F, 90 g KH, 16 g BS, 687 kcal/2874 kJ

* wie purinarme Diät 2. Tag

Zwischenmahlzeit

	Kaffee oder Tee
30 g (2 EL)	*Kondensmilch, 7,5 % Fett, evtl. mit Zucker*
1 St.	*Biskuitroulade 1 (Rezept Nr. 5)*

Nährwerte: **5 mg HS**, 10 g EW, 6 g F, 32 g KH, 4 g BS,
228 kcal/954 kJ

Abendessen

● Liptauer Käse   Rezept Nr. 84

100 g	*Roggenmischbrot*
100 g	*Tomate*

Nährwerte: **69 mg HS**, 19 g EW, 16 g F, 52 g KH, 6 g BS,
440 kcal/1841 kJ

Gesamtnährwerte (pro Person und Tag):
443 mg HS, 78 g EW, 64 g F, 257 g KH, 37 g BS, 1968 kcal/8234 kJ

Rehschnitzel (Nr. 81)

1 Portion:

100 g	*Rehschnitzel*
3 g (¹/₂ TL)	*Zitronensaft, frisch*
2,5 g (¹/₂ TL)	*Öl*
	Pfeffer
	Wacholderbeeren, zerstoßen
5 g (1 TL)	*Öl*
	Salz
1 EL	*Gemüsebrühe*
15 g (1 EL)	*saure Sahne, 10 % Fett*

● Schnitzel unter fließendem Wasser waschen, trockentupfen. Mit Zitronensaft beträufeln, mit Öl bepinseln. Pfeffer und Wacholderbeeren mischen und das Fleisch damit bestreichen.

● Öl erhitzen, Schnitzel darin kurz auf beiden Seiten braten, salzen. Aus der Pfanne nehmen und heiß stellen. Gemüsebrühe und Sahne zum Fleischfond geben, kurz aufkochen und über das Schnitzel gießen.

Nährwerte: **150 mg HS,** 21,9 g EW, 10,3 g F, 1,1 g KH, 0 g BS, 184 kcal/770 kJ

Rotkraut (Nr. 82)

1 Portion:

200 g	Rotkraut, frisch oder tiefgekühlt
5 g (1 TL)	Öl
10 g (1 EL)	Zwiebel, fein gehackt
25 g (¼ kleiner)	Apfel, geschält
	Salz
	Pfeffer
	gespickte Zwiebel
1 PR	Zucker
etw.	Essig
5–6 EL	Wasser
3 g (1 TL)	Mehl

● Frisches Kraut putzen, waschen, hobeln.

● Öl erhitzen, Zwiebel darin andünsten. Das Gemüse, Apfel, Salz, die Gewürze und Essig dazugeben, mit etwas Flüssigkeit aufgießen und zugedeckt weich dünsten.

● Kurz vor Ende der Garzeit Mehl mit etwas Wasser verrühren und unter das Kraut geben, aufkochen lassen, abschmecken.

Tipp

Unter gespickter Zwiebel versteht man ein Stück Zwiebel mit Lorbeerblatt und Nelken.

Nährwerte: **87 mg HS**, 3,5 g EW, 5,5 g F, 13,1 g KH, 5,8 g BS, 118 kcal/493 kJ

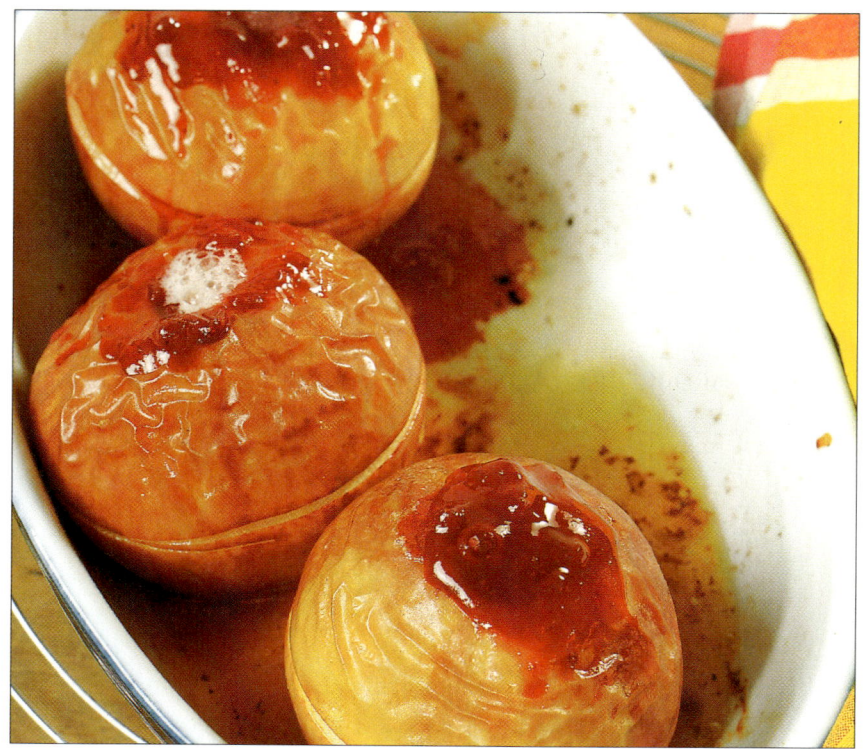

Rührei mit Schnittlauch (Nr. 80)

1 Portion:

60 g (1)	Ei
15 g (1 EL)	Milch, 1,5 % Fett
	Salz
	Pfeffer, frisch gemahlen
3 g (½ EL)	Schnittlauch, fein geschnitten

● Ei mit Milch verquirlen, salzen, pfeffern. In der kunststoffbeschichteten Pfanne unter gelegentlichem Rühren stocken lassen, abschmecken. Mit Schnittlauch anrichten.

Nährwerte: **<5 mg HS,** 8,4 g EW, 7 g F, 1,2 g KH, 0,2 g BS, 100 kcal/418 kJ

Bratapfel mit Preiselbeeren (Nr. 83)

1 Portion:

200 g (1 großer)	*Boskopapfel*
50 g (2 EL)	*Preiselbeeren, Dose*
5 g (1 TL)	*Butter*
15 g (1 EL)	*Zucker*

- Apfel waschen und abtrocknen, Kerngehäuse ausstechen. In eine kleine Auflaufform geben. Mit Preiselbeeren füllen.
- Butterflöckchen obenauf geben, im Backrohr ca. 25 Minuten braten. Mit Zucker bestreuen.

Nährwerte: **37 mg HS**, 0,8 g EW, 5,2 g F, 46,2 g KH, 5,3 g BS, 240 kcal/1004 kJ

Liptauer Käse (Nr. 84)

1 Portion:

10 g (1 EL)	*Butter*
30 g	*Speisequark, Magerstufe*
15 g (1 EL)	*Milch, 1,5 % Fett*
20 g (1 EL)	*Joghurt, 1,5 % Fett*
30 g	*Camembert, reif, 45 % F. i. Tr.*
	Salz
10 g (1 EL)	*Zwiebel, fein gehackt*
1 PR	*Paprikapulver*
1 PR	*Pfeffer, weiß*
20 g	*Zwiebelringe*

- Butter schaumig rühren, Speisequark, Milch und Joghurt dazugeben und gut verschlagen. Camembert mit Gabel fein zerdrücken und mit den übrigen Zutaten zu der Quarkmasse geben, zusammen verrühren, pikant abschmecken und mit Zwiebelringen garnieren.

Nährwerte: **14 mg HS**, 12,3 g EW, 15 g F, 4,3 g KH, 0,5 g BS, 202 kcal/845 kJ

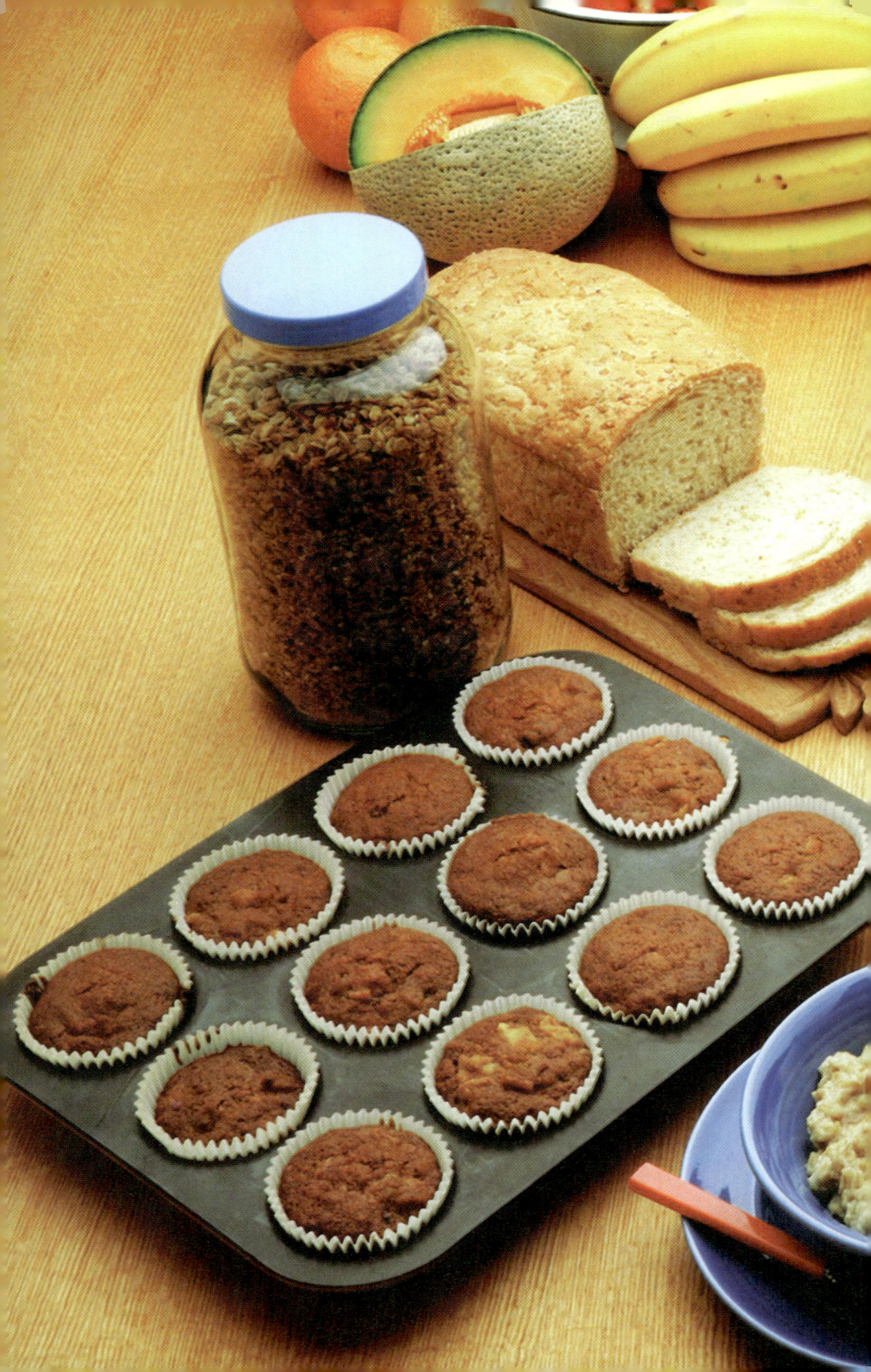

Streng purinarme Diät

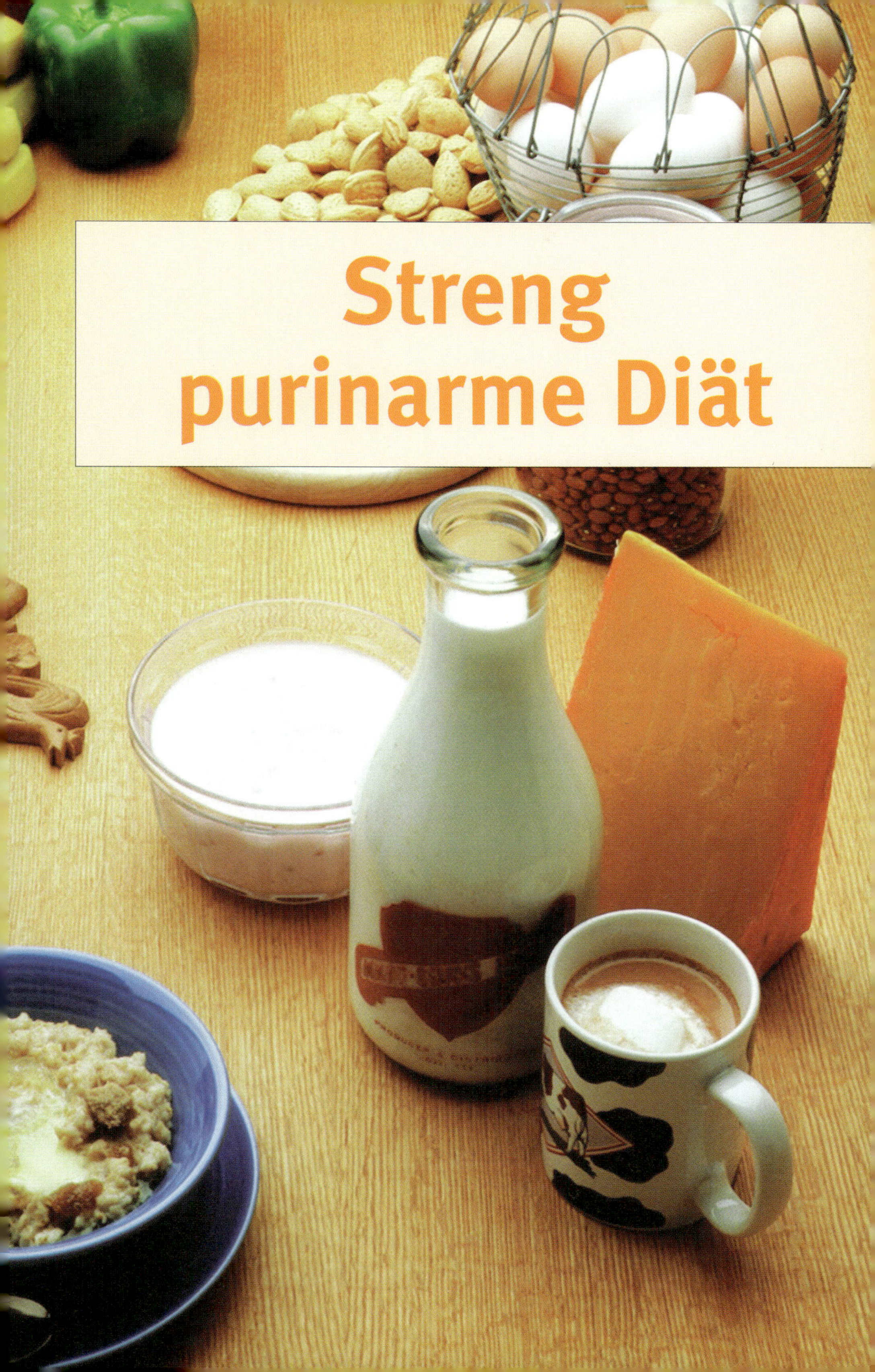

Streng purinarme Diät

Frühstück

	Kaffee oder Tee
30 g (2 EL)	*Kondensmilch, 7,5 % Fett, evtl. mit Zucker*
80 g	*Weizenvollkornbrot*
10 g (1 EL)	*Butter*
30 g	*Edamer, 30 % F. i. Tr.*
20 g (1 EL)	*Erdbeerkonfitüre*

Nährwerte: **50 mg HS**, 17 g EW, 17 g F, 49 g KH, 9 g BS,
429 kcal/1795 kJ

Zwischenmahlzeit

150 g	*Birne*

Nährwerte: **23 mg HS**, 1 g EW, 0 g F, 19 g KH, 4 g BS, 82 kcal/343 kJ

Mittagessen

- Karottenrohkost   Rezept Nr. 85
- Kartoffelpuffer   Rezept Nr. 86
- Apfelmus   Rezept Nr. 87

Nährwerte: **85 mg HS**, 13 g EW, 28 g F, 94 g KH, 14 g BS,
699 kcal/2925 kJ

Zwischenmahlzeit

● Milchmixgetränk mit Sanddornsaft   Rezept Nr. 88

Nährwerte: **0 mg HS**, 9 g EW, 5 g F, 31 g KH, 0 g BS, 211 kcal/883 kJ

Abendessen

● Ungarischer Reissalat   Rezept Nr. 89

50 g	*Roggenvollkornbrot*
10 g (1 EL)	*Margarine*

Nährwerte: **114 mg HS**, 19 g EW, 22 g F, 79 g KH, 8 g BS,
606 kcal/2536 kJ

Gesamtnährwerte (pro Person und Tag):
272 mg HS, 59 g EW, 72 g F, 272 g KH, 35 g BS, 2027 kcal/8482 kJ

Karottenrohkost (Nr. 85)

1 Portion:

40 g (2 EL)	*Joghurt, 3,5 % Fett*
5 g (1 TL)	*Zucker*
5 g (1 TL)	*Zitronensaft, frisch gepresst*
100 g	*Karotten*
50 g	*Apfel*

● Joghurt mit Zucker und Zitronensaft verrühren. Die gewaschenen, dünn geschälten Karotten und das Apfelstück in die Joghurtsoße raspeln und untermischen.

> Nährwerte: **18 mg HS**, 2,5 g EW, 1,9 g F, 18,1 g KH, 4,6 g BS, 104 kcal/435 kJ

Kartoffelpuffer (Nr. 86)

1 Portion:

250 g	*Kartoffeln, mehlige Sorte*
10 g (1 EL)	*Mehl*
15 g (1 EL)	*saure Sahne, 10 % Fett*
30 g (¹/₂)	*Ei*
	Salz
20 g (2 EL)	*Öl*

● Die vorbereiteten Kartoffeln fein reiben, die übrigen Zutaten dazugeben, gut mischen, mit Salz abschmecken. Öl in der kunststoffbeschichteten Pfanne erhitzen. Mit dem Löffel kleine Kuchen in die Pfanne geben und auf beiden Seiten knusprig goldbraun backen.

> Nährwerte: **44 mg HS**, 10,3 g EW, 25,2 g F, 44,3 g KH, 6,2 g BS, 449 kcal/1879 kJ

Apfelmus (Nr. 87)

1 Portion:

150 g	Apfel
15 g (1 EL)	Zucker
kleines St.	Zimtstange
	Zitronenschale

● Apfel zerkleinen, mit den übrigen Zutaten in wenig Wasser weich dünsten. Zimtstange und Zitronenschale entfernen, passieren.

Nährwerte: **23 mg HS**, 0,5 g EW, 0,6 g F, 32,1 g KH, 3 g BS, 139 kcal/582 kJ

Milchmixgetränk mit Sanddornsaft (Nr. 88)

1 Portion:

$^1/_4$ l	Milch, 1,5 % Fett
20 g (1 EL)	Joghurt, 3,5 % Fett
30 g (2 EL)	Sanddornsaft

● Alle Zutaten zusammenmixen und kühl servieren.

Nährwerte: **0 mg HS**, 9,4 g EW, 5,4 g F, 31,4 g KH, 0 g BS, 214 kcal/895 kJ

Ungarischer Reissalat (Nr. 89)

1 Portion:

70 g	Reis
100 g	Tomaten
50 g	Paprikaschote, grün
30 g	Champignons, Ds.
30 g	Edamer, 30 % F. i. Tr.

zur Marinade:

1 EL	Kräuteressig
30 g (2 EL)	saure Sahne, 10 % Fett
5 g (1 TL)	Öl
	Salz
etw.	Senf, mittelscharf
	Pfeffer, frisch gemahlen

● Reis in reichlich kochendem Salzwasser körnig weich kochen, abtropfen lassen. Tomaten und Paprikaschote waschen, entkernen, bei der Paprikaschote Rippen entfernen und klein würfeln.

● Champignons und Käse in kleine Würfel schneiden und zum Reis geben. Marinade herstellen und mit den Zutaten vermischen. Kühl stellen und mindestens 1 Stunde durchziehen lassen.

Nährwerte: **89 mg HS,** 16,2 g EW, 13,8 g F, 59,8 g KH, 4,1 g BS, 436 kcal/1824 kJ

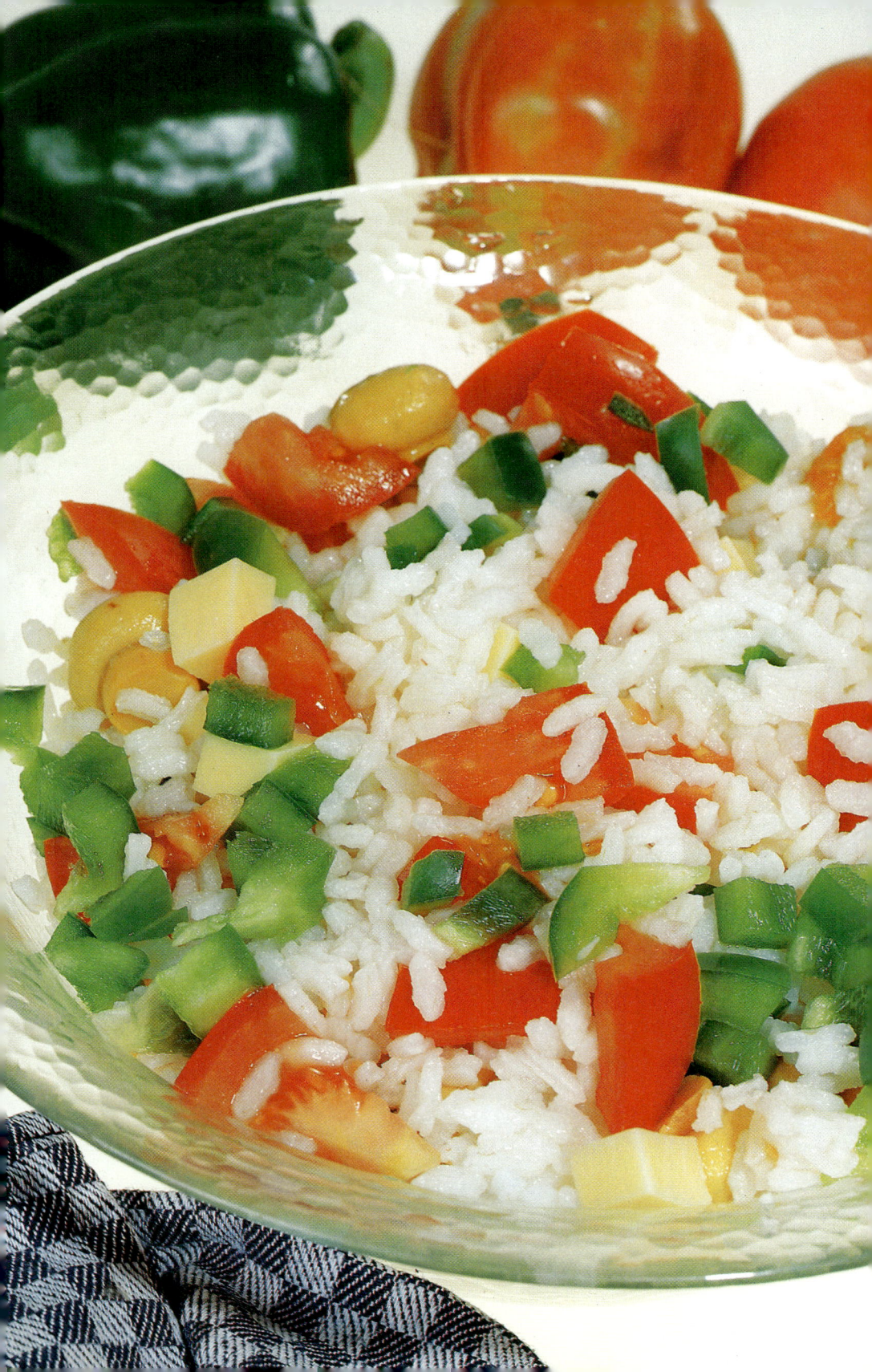

Streng purinarme Diät

Frühstück

	Kaffee oder Tee
30 g (2 EL)	*Kondensmilch, 7,5 % Fett, evtl. mit Zucker*
50 g	*Roggenvollkornbrot*
20 g (2 Sch.)	*Weizenknäckebrot*
10 g (1 EL)	*Butter*
	Abgeschlagener Speisequark (Rezept Nr. 90)
	oder Speisequark, pikant (Rezept Nr. 17)
20 g (1 EL)	*Honig*

Nährwerte: **45 mg HS**, 20 g EW, 18 g F, 54 g KH, 11 g BS,
471 kcal/1977 kJ

Zwischenmahlzeit

200 g	*Orangensaft, frisch gepresst*

Nährwerte: **24 mg HS**, 2 g EW, 0 g F, 18 g KH, 0 g BS, 82 kcal/343 kJ

Mittagessen

- Nudel-Gemüse-Eintopf   Rezept Nr.91
- Gestürzter Vanillepudding
  mit frischen Himbeeren   Rezept Nr. 92

50 g (1)	*Brötchen*

Nährwerte: **84 mg HS**, 18 g EW, 17 g F, 97 g KH, 10 g BS,
630 kcal/2636 kJ

Zwischenmahlzeit

150 g	*Weintrauben*

Nährwerte: **30 mg HS**, 1 g EW, 0 g F, 23 g KH, 1 g BS, 98 kcal/410 kJ

Abendessen

● Griechischer Salat　　　　　Rezept Nr. 93

50 g	*Weizenmischbrot*
50 g	*Stangenweißbrot*

Nährwerte: **99 mg HS**, 21 g EW, 29 g F, 56 g KH, 8 g BS,
585 kcal/2448 kJ

Gesamtnährwerte (pro Person und Tag):

282 mg HS, 62 g EW, 64 g F, 248 g KH, 30 g BS, 1866 kcal/7814 kJ

Abgeschlagener Speisequark (Nr. 90)

1 Portion:

100 g	Speisequark, 20 % F. i. Tr.
30 g (2 EL)	Milch, 3,5 % Fett

● Speisequark mit Milch gut verschlagen.

Nährwerte: **0 mg HS**, 11,8 g EW, 5,5 g F, 5 g KH, 0 g BS, 119 kcal/498 kJ

Nudel-Gemüse-Topf (Nr. 91)

1 Portion:

60 g	Eierteigwaren
30 g	Spargel
40 g	Karotten
30 g	Zucchini
10 g (1 EL)	Öl
300 g	Gemüsebrühe
	Salz
1 PR	Muskatnuss, frisch gerieben
3 g (1 EL)	Petersilie, fein gehackt

● Teigwaren in reichlich Salzwasser kochen, abschrecken, abtropfen lassen.

● Frisches Gemüse waschen, putzen; Spargel in Stücke, das übrige Gemüse in Würfel schneiden und in erhitztem Öl andünsten. Mit Flüssigkeit aufgießen und fertig garen. Teigwaren zufügen und erwärmen, mit Salz, Muskat und Petersilie abschmecken.

Nährwerte: **51 mg HS**, 9 g EW, 11,9 g F, 44,3 g KH, 5,3 g BS, 322 kcal/1347 kJ

Gestürzter Vanillepudding mit frischen Himbeeren (Nr. 92)

1 Portion:

$^1/_8$ l	Milch, 3,5 % Fett
10 g	Weizenstärke
	Mark von $^1/_4$ Vanilleschote
etw.	Zitronenschale
1 PR	Salz
10 g (2 TL)	Zucker
50 g	Himbeeren, frisch

● Stärke mit etwas kalter Milch anrühren, restliche Milch mit Vanille-mark, Zitronenschale und Salz aufkochen, Zucker einstreuen und vom Herd nehmen. Stärke gut einrühren und kurz aufpuffen lassen. Pudding in kalt ausgespültes Förmchen füllen und nach dem Erkalten stürzen. Mit Himbeeren garnieren.

Nährwerte: **13 mg HS**, 4,8 g EW, 4,5 g F, 26,9 g KH, 3,5 g BS, 173 kcal/724 kJ

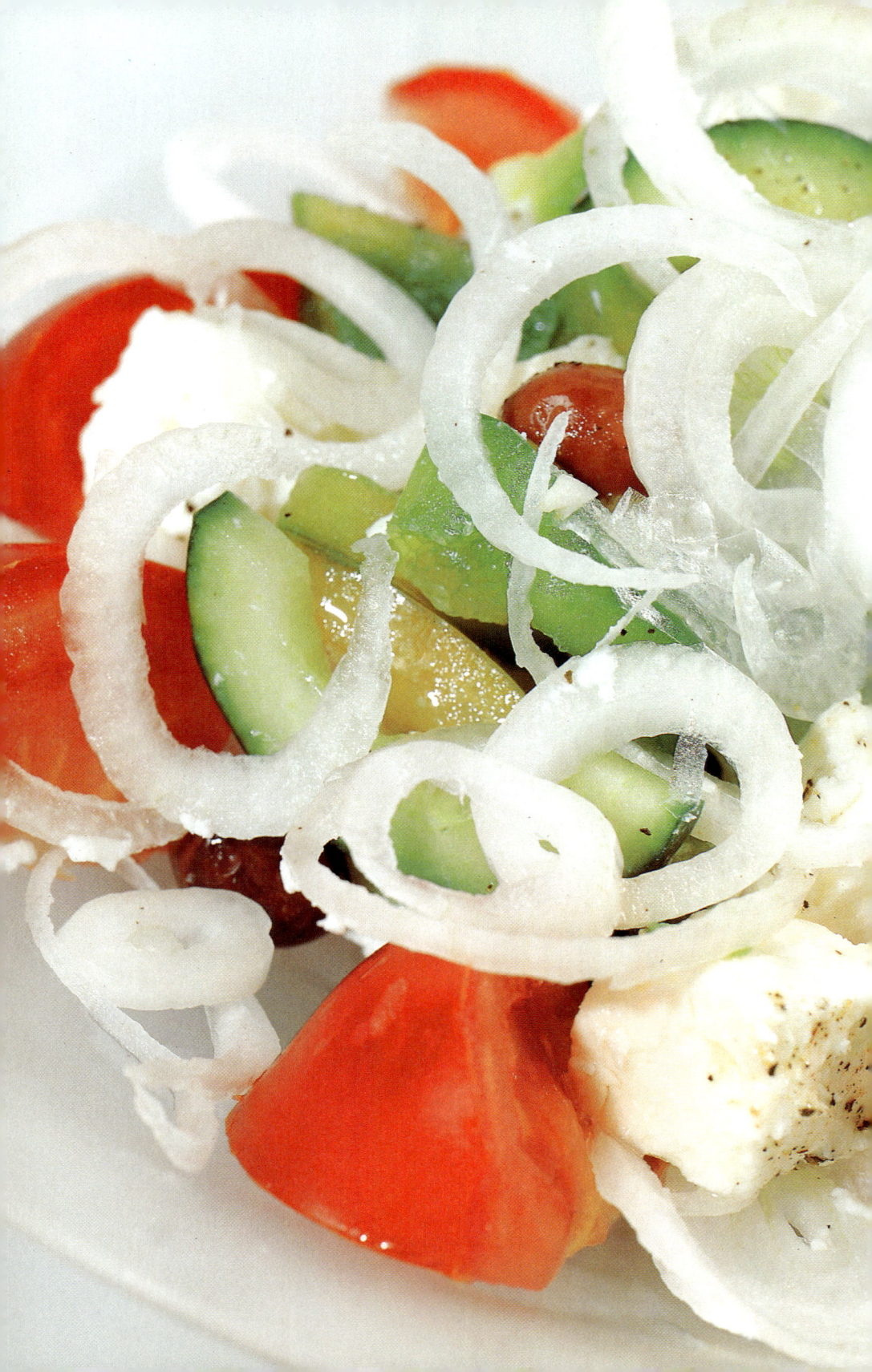

Griechischer Salat (Nr. 93)

1 Portion:

100 g	Salatgurke
100 g	Tomaten
50 g	Paprikaschote, grün
30 g	Zwiebeln
30 g	Oliven, schwarz
60 g	Schafskäse, 40 % F. i. Tr.

zur Marinade:

5 g (1 TL)	Öl
2 EL	Essig
	Salz
	Pfeffer, frisch gemahlen

- Salatgurke längs halbieren, mit Löffel entkernen, in $^1/_2$ cm dicke Scheiben schneiden. Tomaten waschen, den Stielansatz keilförmig herausschneiden und achteln.

- Paprikaschote halbieren, putzen, waschen, das Innere entfernen, in feine Streifen sowie Zwiebeln in Ringe schneiden. Schafskäse würfeln und Oliven entkernen.

- Salatmarinade herstellen, über die Zutaten gießen und mischen, durchziehen lassen, nochmals abschmecken.

Nährwerte: 56 mg HS, 13,5 g EW, 27,6 g F, 9 g KH, 5 g BS, 345 kcal/1443 kJ

Streng purinarme Diät

Frühstück

	Kaffee oder Tee
30 g (2 EL)	*Kondensmilch, 7,5 % Fett, evtl. mit Zucker*
80 g	*Roggenvollkornbrot*
10 g (1 EL)	*Butter*
20 g (1 EL)	*Frischkäsezubereitung, 20 % F. i. Tr.*
50 g	*Salatgurke in Scheiben*
20 g (1 EL)	*Aprikosenmarmelade*

Nährwerte: **48 mg HS**, 10 g EW, 13 g F, 48 g KH, 11 g BS,
359 kcal/1502 kJ

Zwischenmahlzeit

1 große	*Banane*

Nährwerte: **35 mg HS**, 2 g EW, 0 g F, 30 g KH, 3 g BS,
131 kcal/548 kJ

Mittagessen

- Spinatcremesuppe — Rezept Nr. 94
- Pfannkuchen mit Quarkfülle — Rezept Nr. 95
- Aprikosenkompott — Rezept Nr. 96

Nährwerte: **92 mg HS**, 35 g EW, 26 g F, 103 g KH, 6 g BS,
808 kcal/3381 kJ

Zwischenmahlzeit

200 ml	Apfelsaft

Nährwerte: **16 mg HS**, 1 g EW, 1 g F, 21 g KH, 0 g BS, 100 kcal/418 kJ

Abendessen

- Geröstete Grießsuppe   Rezept Nr. 97
- Salatplatte mit Käsestreifen   Rezept Nr. 98

40 g	Roggenvollkornbrot
25 g (1 Sch.)	Toastbrot

Nährwerte: **86 mg HS**, 23 g EW, 25 g F, 43 g KH, 10 g BS,
503 kcal/2104 kJ

Gesamtnährwerte (pro Person und Tag):
277 mg HS, 71 g EW, 65 g F, 245 g KH, 30 g BS, 1901 kcal/7953 kJ

Spinatcremesuppe (Nr. 94)

1 Portion:

5 g (1 TL)	*Zwiebel*
5 g (1 TL)	*Butter*
10 g (1 EL)	*Mehl*
150 g	*Wasser*
¹⁄₈ l	*Milch, 1,5 % Fett*
60 g	*Spinatpüree, tiefgekühlt, natur*
	Salz
1 MS	*Muskat, frisch gerieben*

● Zwiebel in Butter andünsten, Mehl zugeben, lichtgelb rösten. Kalte Flüssigkeit nach und nach unter ständigem Rühren dazugeben.

● Spinat hinzufügen und so lange leise kochen, bis der Spinat aufgetaut und erhitzt ist. Mit Salz und Muskat abschmecken.

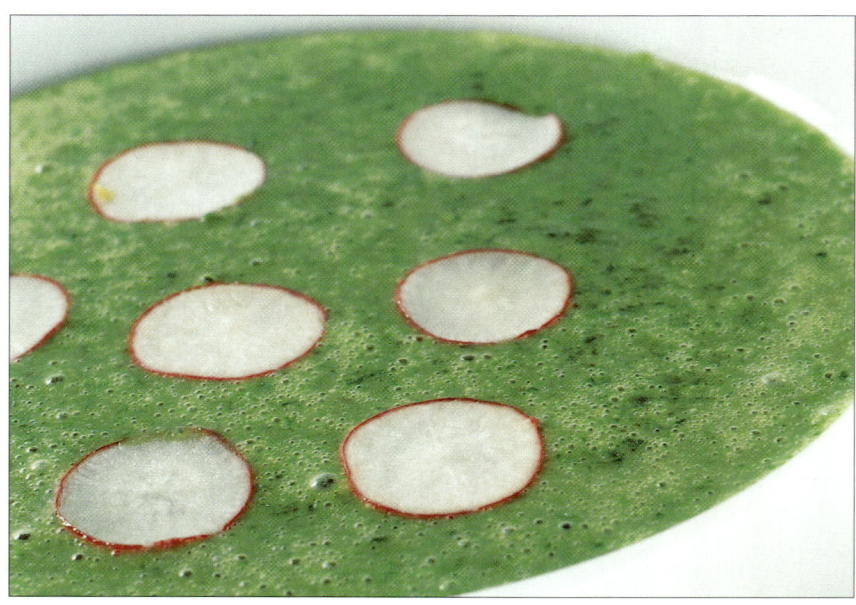

Nährwerte: **35 mg HS**, 6,5 g EW, 6,3 g F, 14,7 g KH, 0,5 g BS, 142 kcal/594 kJ

Pfannkuchen mit Quarkfülle (Nr. 95)

1 Portion:

Teig:

40 g (4 EL)	*Mehl*
100 g	*Milch, 1,5 % Fett*
30 g (¹/₂)	*Ei*

zum Ausbacken:

10 g (1 EL)	*Öl*

Quarkfülle:

30 g (¹/₂)	*Ei*
15 g (1 EL)	*Zucker*
	Zitronenschale
80 g	*Speisequark, Magerstufe*
15 g (1 EL)	*Milch*
20 g	*Rosinen*

- Mehl mit etwas Milch und dem Ei glatt rühren, die restliche Milch einrühren.

- Öl in der beschichteten Pfanne erhitzen. Teig darin verteilen, goldgelb auf beiden Seiten backen. Ei und Zucker schaumig rühren, Zitronenschale dazureiben. Speisequark, Milch, Rosinen zugeben und gut vermischen. Pfannkuchen mit der Quarkmasse bestreichen, aufrollen, halbieren. In eine Auflaufform legen und im Rohr kurz überbacken.

Nährwerte: **27 mg HS**, 26,9 g EW, 19,2 g F, 65,8 g KH, 2,7 g BS, 551 kcal / 2305 kJ

Aprikosenkompott (Nr. 96)

1 Portion:

150 g	Aprikosen
10 g (2 TL)	Zucker
$\frac{1}{8}$ l	Wasser

● Aprikosen entsteinen, in das kochende Wasser geben und weich dünsten. Mit Zucker abschmecken.

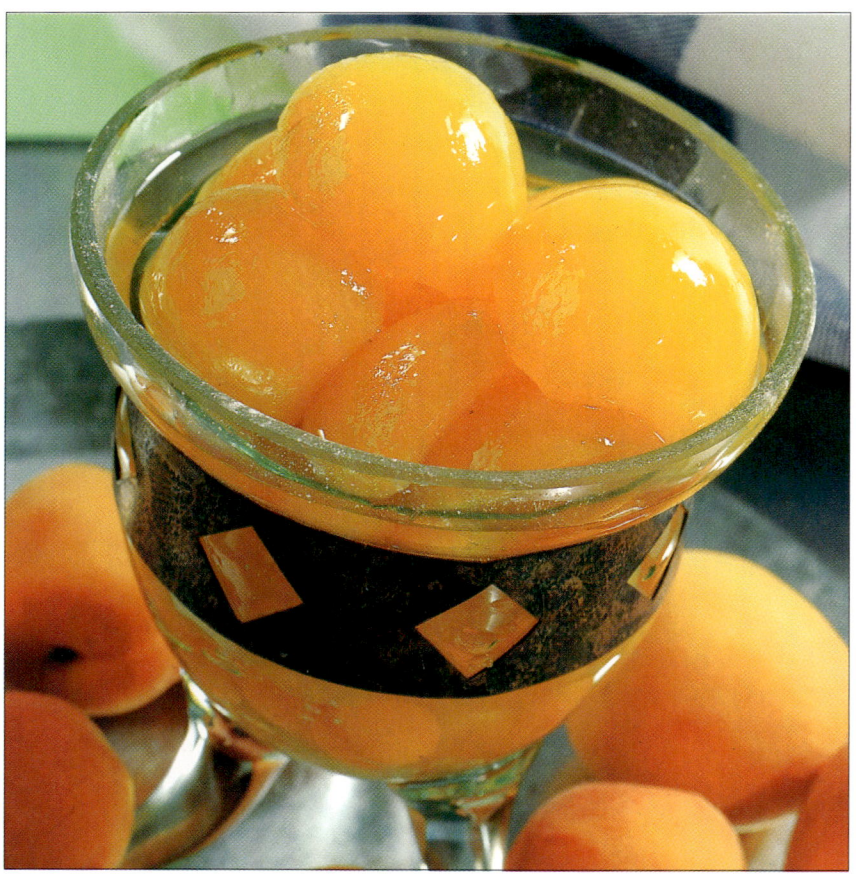

Nährwerte: **30 mg HS**, 1,4 g EW, 0,2 g F, 22,8 g KH, 2,9 g BS, 104 kcal/435 kJ

Geröstete Grießsuppe (Nr. 97)

1 Portion:

15 g (1 EL)	Grieß
5 g (1 TL)	Öl
300 g	Gemüsebrühe
	Salz

● Grieß im erhitzten Öl gleichmäßig goldgelb rösten. Mit Gemüsebrühe aufgießen. Bei mäßiger Hitze ca. 10 Min. kochen lassen. Mit Salz abschmecken.

Nährwerte: **12 mg HS**, 1,4 g EW, 5,1 g F, 10,3 g KH, 1,1 g BS, 93 kcal/389 kJ

Salatplatte mit Käsestreifen (Nr. 98)

1 Portion: *Essig-Öl-Marinade:*

100 g	Tomaten		10 g (1 EL)	Zwiebeln
100 g	Rettich		2 EL	Essig
50 g	Feldsalat		3 EL	Mineralwasser
50 g	Edamer, in Streifen, 30 % F. i. Tr.		10 g (1 EL)	Öl
				Salz, Pfeffer

● Tomaten waschen, den Stielansatz keilförmig herausschneiden und in Scheiben auf eine Platte legen. Rettich waschen, dünn schälen und fein hobeln. Feldsalat mehrmals gründlich waschen. Salatmarinade herstellen. Einen kleinen Teil davon über die Tomaten geben. Mit der übrigen Marinade, Rettich und Feldsalat gut mischen, auf der Platte mit anrichten, mit Käsestreifen garnieren.

Nährwerte: **44 mg HS**, 16,8 g EW, 18,7 g F, 5,5 g KH, 4,5 g BS, 263 kcal/1100 kJ

Streng purinarme Diät

Frühstück

	Kaffee oder Tee
30 g (2 EL)	*Kondensmilch, 7,5 % Fett, evtl. mit Zucker*
20 g (5 geh. EL)	*Mais-Frühstücksflocken (Cornflakes)*
¹/₈ l	*Milch, 1,5 % Fett*
10 g (2 TL)	*Zucker*
50 g	*Roggenvollkornbrot*
5 g (1 TL)	*Butter*
20 g (1 EL)	*Aprikosenkonfitüre*

> Nährwerte: **41 mg HS**, 12 g EW, 10 g F, 67 g KH, 9 g BS,
> 417 kcal/1745 kJ

Zwischenmahlzeit

200 g	*Zuckermelone*

> Nährwerte: **50 mg HS**, 2 g EW, 0 g F, 11 g KH, 2 g BS, 53 kcal/222 kJ

Mittagessen

- Indische Reisküchlein   Rezept Nr. 99
- Tomaten-Paprika-Soße   Rezept Nr. 100
- Kopfsalat   Rezept Nr. 101

> Nährwerte: **78 mg HS**, 30 g EW, 40 g F, 77 g KH, 5 g BS,
> 811 kcal/3393 kJ

Zwischenmahlzeit

- Eiweißcocktail   Rezept Nr. 102

Nährwerte: **0 mg HS**, 12 g EW, 5 g F, 33 g KH, 0 g BS, 231 kcal/967 kJ

Abendessen

- Gemüsesuppe „Schwäbische Art" Rezept Nr. 103
- Hirse-Sauerkirsch-Speise   Rezept Nr. 104

50 g	*Weizenmischbrot*

Nährwerte: **103 mg HS**, 16 g EW, 20 g F, 85 g KH, 6 g BS,
600 kcal/2510 kJ

Gesamtnährwerte (pro Person und Tag):

272 mg HS, 72 g EW, 75 g F, 273 g KH, 22 g BS, 2112 kcal/8837 kJ

Indische Reisküchlein (Nr. 99)

1 Portion:

100 g	Reis, gekocht
65 g	Mehl
60 g (1)	Ei, getrennt
ca. $^1/_8$ l	Wasser
	Salz, Pfeffer, Curry
40 g	Emmentaler, 45 % F. i. .Tr., klein gewürfelt
10 g (1 EL)	Öl zum Ausbraten

● Reis in reichlich kochendem Salzwasser weich kochen, abtropfen lassen. Mit Mehl, Eigelb und Flüssigkeit dicken Pfannkuchenteig herstellen. Den gekochten Reis unterrühren. Pikant abschmecken. Käse dazugeben und steif geschlagenen Eischnee unterziehen.

● Öl in der beschichteten Pfanne erhitzen. Die Teigmasse esslöffelweise hineingeben, Küchlein formen und auf beiden Seiten goldbraun braten.

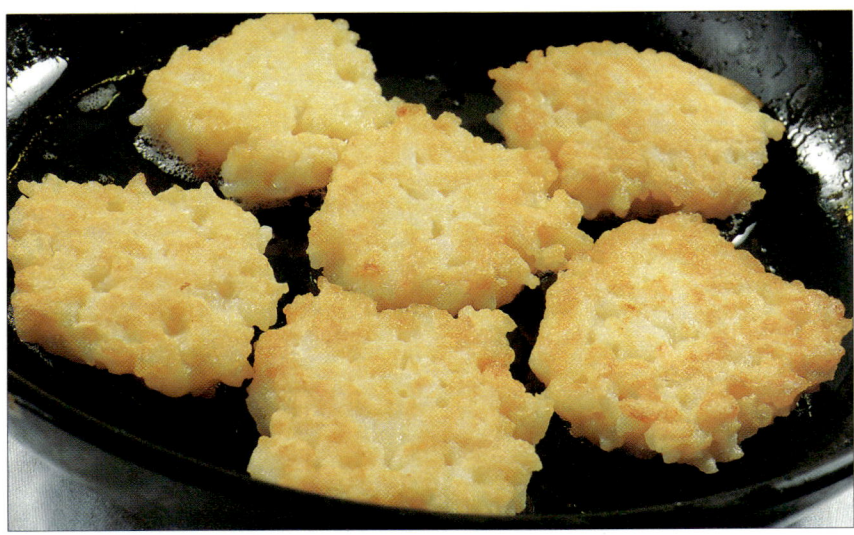

Nährwerte: **58 mg HS**, 27,6 g EW, 29,5 g F, 67 g KH, 3 g BS, 646 kcal/2703 kJ

Tomaten-Paprika-Soße (Nr. 100)

1 Portion:

5 g (1 TL)	Öl
10 g (2 TL)	Zwiebeln
8 g	Mehl
150 g	Gemüsebrühe
15 g (1 EL)	Tomatenmark
1 PR	Zucker
1 PR	Paprikapulver
	Salz

● Sehr fein geschnittene Zwiebeln in Öl glasig dünsten, Mehl zugeben, leicht rösten. Nach und nach die kalte Flüssigkeit sowie das Tomatenmark einrühren und zum Kochen bringen, 10 bis 15 Min. köcheln, abschmecken.

Nährwerte: **14 mg HS**, 1,6 g EW, 5,1 g F, 8,6 g KH, 0,9 g BS, 87 kcal/364 kJ

Kopfsalat (Nr. 101)

1 Portion:

50 g	Kopfsalat	1–2 EL	Mineralwasser
		5 g (1 TL)	Öl
zur Marinade:		1 PR	Zucker
			Salz, Pfeffer
1 EL	Kräuteressig	3 g (1 TL)	Schnittlauch

● Den vorbereiteten Salat waschen und abtropfen lassen. Salatmarinade herstellen und über den Salat geben, mischen.

Nährwerte: **6 mg HS**, 0,8 g EW, 5,1 g F, 1,2 KH, 1 g BS, 56 kcal/234 kJ

Eiweißcocktail (Nr. 102)

1 Portion:

200 g	Milch, 1,5 % Fett
30 g (1 geh. EL)	Speisequark, Magerstufe
40 g (2 EL)	Joghurt natur, 3,5 % Fett
20 g (4 TL)	Zucker

● Alle Zutaten in einen Mixer geben und gut miteinander vermischen.

Nährwerte: **0 mg HS**, 12,2 g EW, 4,8 g F, 33 g KH, 0 g BS, 226 kcal/946 kJ

Gemüsesuppe „Schwäbische Art" (Nr. 103)

1 Portion:

5 g (1 TL)	Zwiebel
10 g	Karotten Julienne
5 g (1 TL)	Öl
10 g	Erbsen, tiefgekühlt
300 g	Gemüsebrühe
45 g	Spätzle, gekocht
	Salz
3 g (1 EL)	Petersilie, fein gehackt

● Gehackte Zwiebel und Karotten Julienne in Öl leicht andünsten, Erbsen und 3 EL Brühe dazugeben, weich garen. Spätzle in der übrigen Flüssigkeit erwärmen, das Gemüse dazugeben, abschmecken, mit Petersilie bestreuen.

Nährwerte: **28 g HS**, 2,8 g EW, 5,5 g F, 13,2 g KH, 1,4 g BS, 114 kcal/477 kJ

Hirse-Sauerkirsch-Speise (Nr. 104)

1 Portion:

40 g	Speisehirse, ungemahlen
150 g	Wasser
15 g (1 EL)	Sahne, 30 % Fett
10 g (2 TL)	Zucker
1 PR	Salz
1 MS	Zimt, gemahlen
15 g (1 EL)	Sahne, geschlagen, 30 % Fett
30 g (¹/₂)	Ei, getrennt
100 g	Sauerkischen, frisch oder Ds.

● Hirse waschen, in die kalte Flüssigkeit einstreuen, aufkochen lassen; ca. 10 Min. köcheln. Sahne dazugeben, mit Salz, Zucker und Zimt abschmecken, abkühlen. Eigelb, steif geschlagenen Eischnee sowie Sahne unterheben. Die Sauerkirschen unterziehen.

Nährwerte: **52 mg HS**, 9,5 g EW, 14,3 g F, 49,6 g KH, 2,6 g BS, 373 kcal/1560 kJ

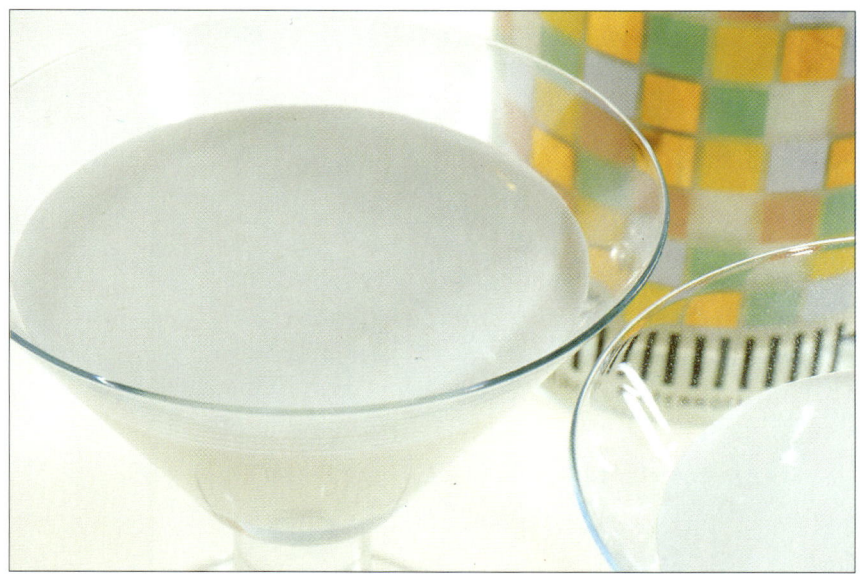

Streng purinarme Diät

Frühstück

	Kaffee oder Tee
30 g (2 EL)	*Kondensmilch, 7,5 % Fett, evtl. mit Zucker*
50 g	*Weißbrot*
20 g (2 Sch.)	*Roggenvollkorn-Knäckebrot*
10 g (1 EL)	*Butter*
20 g (1 EL)	*Frischkäsezubereitung, 20 % Fett*
20 g (1 EL)	*Erdbeermarmelade*

> Nährwerte: **45 mg HS**, 11 g EW, 13 g F, 54 g KH, 8 g BS,
> 387 kcal/1619 kJ

Zwischenmahlzeit

- Himbeermilchspeise   Rezept Nr. 105

> Nährwerte: **22 mg HS**, 6 g EW, 2 g F, 33 g KH, 6 g BS,
> 179 kcal/747 kJ

Mittagessen

- Kartoffelcremesuppe   Rezept Nr. 106
- Käsenockerl   Rezept Nr. 107
- Gedünsteter Fenchel   Rezept Nr. 108

> Nährwerte: **74 mg HS**, 21 g EW, 33 g F, 36 g KH, 13 g BS,
> 541 kcal/2263 kJ

Zwischenmahlzeit

250 g *(1 Becher)*	*Dickmilch, 1,5 % Fett*
30 g	*Kurpflaumen*

Nährwerte: **30 mg HS**, 10 g EW, 4 g F, 27 g KH, 3 g BS,
189 kcal / 791 kJ

Abendessen

● Dänischer Nudelsalat   Rezept Nr. 109

80 g	*Weizenmischbrot*
10 g (1 EL)	*Margarine*

Nährwerte: **93 mg HS**, 18 g EW, 17 g F, 97 g KH, 7 g BS,
630 kcal / 2636 kJ

Gesamtnährwerte (pro Person und Tag):

264 mg HS, 66 g EW, 69 g F, 247 g KH, 37 g BS, 1926 kcal / 8056 kJ

Himbeermilchspeise (Nr. 105)

1 Portion:

80 g	*Himbeeren*
15 g (1 EL)	*Zucker*
10 g	*Mais-Frühstücksflocken (Cornflakes)*
¹/₈ l	*Milch, 1,5 % Fett*

● Vorbereitete Himbeeren mit Zucker und Flocken in eine Schüssel geben und Milch darüber gießen.

Nährwerte: **22 mg HS**, 6 g EW, 2,3 g F, 32,9 g KH, 5,8 g BS, 183 kcal/766 kJ

Kartoffelcremesuppe (Nr. 106)

1 Portion:

80 g	*Kartoffeln*	*3 g (¹/₂ TL)*	*Öl*
10 g	*Karotten*	*ca. 250 g*	*Gemüsebrühe*
10 g	*Knollensellerie*		*Salz*
10 g	*Lauch*	*10 g (1 EL)*	*Zwiebeln*
10 g	*Petersilienwurzel*	*3 g (¹/₂ TL)*	*Öl*

● Kartoffeln und Gemüse waschen, putzen, schälen, kleine Stücke schneiden und in Öl anrösten. Mit Gemüsebrühe aufgießen und weich kochen. Suppe passieren, abschmecken. Klein gehackte Zwiebeln in Öl goldgelb rösten und auf die Suppe geben.

Nährwerte: **22 mg HS**, 2,2 g EW, 6,2 g F, 13,2 g KH, 3 g BS, 119 kcal/498 kJ

Käsenockerl (Nr. 107)

1 Portion:

10 g (1 EL)	*Butter*
ca. 30 g (2 EL)	*Wasser*
20 g (2 EL)	*Mehl*
25 g	*Emmentaler Käse, gerieben, 45 % F. i. Tr.*
50 g (¹/₂)	*Ei*
	Salz, Pfeffer
1 PR	*Muskatnuss, frisch gerieben*

● Butter mit Flüssigkeit zum Kochen bringen, Mehl auf einmal ein-streuen und so lange rühren, bis sich ein Teigkloß bildet. Sobald er sich vom Topf löst, von der Kochstelle nehmen.

● Nach und nach Emmentaler Käse und Ei unterrühren, abschmecken, erkalten lassen. Mit einem Esslöffel Nockerl formen, in kochendes Salzwasser einlegen, ca. 8 Min. ziehen lassen.

Nährwerte: **13 mg HS,** 13,1 g EW, 19,4 g F, 14,5 g KH, 0,8 g BS, 283 kcal/1184 kJ

Gedünsteter Fenchel (Nr. 108)

1 Portion:

200 g	Fenchel
5 g (1 TL)	Butter
20 g	Zwiebelringe
	Salz
3 g ($^1/_2$ TL)	Zitronensaft
80 g (5 EL)	Gemüsebrühe
8 g ($^1/_2$ EL)	Sahne, 30 % Fett
5 g (1 TL)	Tomatenmark
2 g (1 TL)	Petersilie, gehackt

● Stängel von der Fenchelknolle entfernen, waschen, achteln. Zwiebelringe in Fett andünsten, Fenchel zugeben, salzen. Mit Zitronensaft und Flüssigkeit aufgießen. Bei mäßiger Hitze ca. 25 Min. garen. Sahne, Tomatenmark und Petersilie einrühren. Kurz durchziehen lassen, abschmecken.

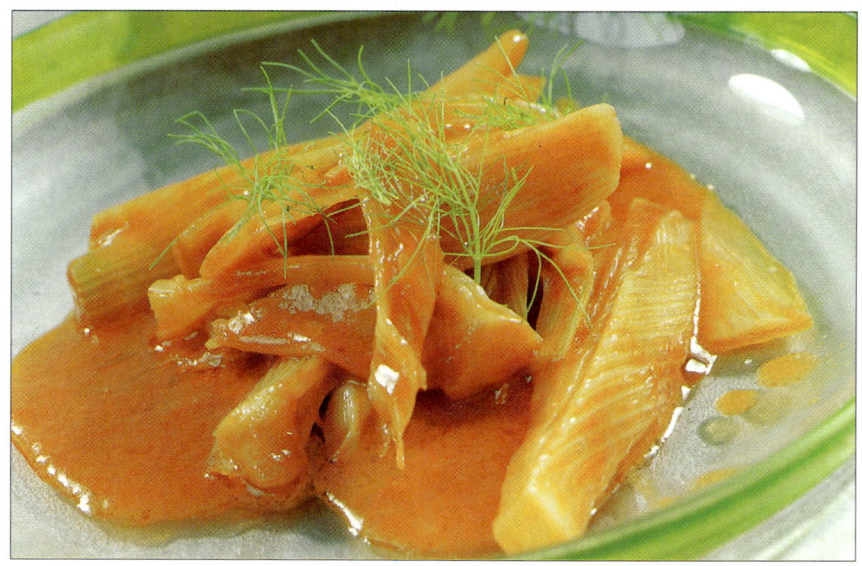

Nährwerte: **39 mg HS,** 5,7 g EW, 7,2 g F, 8,3 g KH, 9 g BS, 123 kcal/515 kJ

Dänischer Nudelsalat (Nr. 109)

1 Portion:

80 g	*Spaghetti*
50 g	*Paprikaschote, rot*
50 g	*Salatgurke*

zur Marinade:

12 g (1 EL)	*Mayonnaise*
30 g (1¹/₂ EL)	*Joghurt, 3,5 % Fett*
1–2 EL	*Essig*
3 g (1 EL)	*Petersilie, fein gehackt*
	Salz
	Pfeffer, frisch gemahlen

● Spaghetti 3-mal brechen, in Salzwasser kochen, kalt abschwenken, abtropfen. Das vorbereitete Gemüse klein würfeln. Marinade herstellen und die Zutaten damit mischen. Abschmecken und durchziehen lassen.

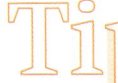

Tipp

Statt Spaghetti können Sie auch andere Nudelsorten verwenden.

Nährwerte: **57 mg HS**, 12,1 g EW, 8,2 g F, 60,7 g KH, 6,2 g BS, 372 kcal/1556 kJ

Streng purinarme Diät

Frühstück

	Kaffee oder Tee
30 g (2 EL)	*Kondensmilch, 7,5 % Fett, evtl. mit Zucker*
100 g	*Roggenvollkornbrot*
10 g (1 EL)	*Butter*
80 g	*körniger Frischkäse mit*
3 g (1 TL)	*Schnittlauch*
20 g (1 EL)	*Pflaumenkonfitüre*

Nährwerte: **51 mg HS**, 18 g EW, 15 g F, 56 g KH, 13 g BS, 443 kcal/1854 kJ

Zwischenmahlzeit

- Bananenmüsli   Rezept Nr. 110

Nährwerte: **35 mg HS**, 3 g EW, 1 g F, 36 g KH, 2 g BS, 169 kcal/707 kJ

Mittagessen

- Gurken-Tomaten-Apfel-Rohkost Rezept Nr. 111
- Gemüse überbacken   Rezept Nr. 112
- Petersilienkartoffeln   Rezept Nr. 113

Nährwerte: **101 mg HS**, 22 g EW, 27 g F, 60 g KH, 11 g BS, 587 kcal/2456 kJ

Zwischenmahlzeit

250 g *(1 Becher)*	*Kefir, 1,5 % Fett*
20 g (1 EL)	*Honig*

Nährwerte: **0 mg HS**, 9 g EW, 4 g F, 25 g KH, 0 g BS, 177 kcal/741 kJ

Abendessen

- Rollgerstensuppe   Rezept Nr. 114
- Ovo-vegetarisch belegte Brote   Rezept Nr. 115

Nährwerte: **90 mg HS**, 18 g EW, 21 g F, 55 g KH, 12 g BS,
495 kcal/2071 kJ

Gesamtnährwerte (pro Person und Tag):
277 mg HS, 70 g EW, 68 g Fett, 232 g KH, 38 g BS, 1871 kcal/7829 kJ

Bananenmüsli (Nr. 110)

1 Portion:

50 g	*Banane*
5 g (1 TL)	*Zitronensaft*
10 g (1 geh. EL)	*Haferflocken, kernige*
100 ml	*Apfelsinensaft, frisch gepresst*
10 g (2 TL)	*Zucker*

● Banane schälen, mit dem Messer klein hacken, mit Zitronensaft beträufeln. Haferflocken dazugeben. Saft über die Zutaten gießen und vermischen. Mit Zucker abschmecken.

Nährwerte: **35 mg HS**, 2,8 g EW, 1,1 g F, 36,3 g KH, 2,2 g BS, 173 kcal/724 kJ

Gurken-Tomaten-Apfel-Rohkost (Nr. 111)

1 Portion:

50 g	*Salatgurke*
50 g	*Tomate*
25 g	*Apfel*
5 g (1 TL)	*Öl*
5 g (1 TL)	*Zitronensaft*
3 g (¹/₂ TL)	*Zucker*
10 g (1 großes)	*Salatblatt*

● Gurke schälen, grob raffeln, Apfel mit Schale grob raffeln, Tomate würfeln, alles zusammen mischen. Mit Öl, Zitronensaft und Zucker anmachen. Auf Salatblatt anrichten.

Nährwerte: **13 mg HS**, 1 g EW, 5,3 g F, 9,2 g KH, 1,4 g BS, 90 kcal/377 kJ

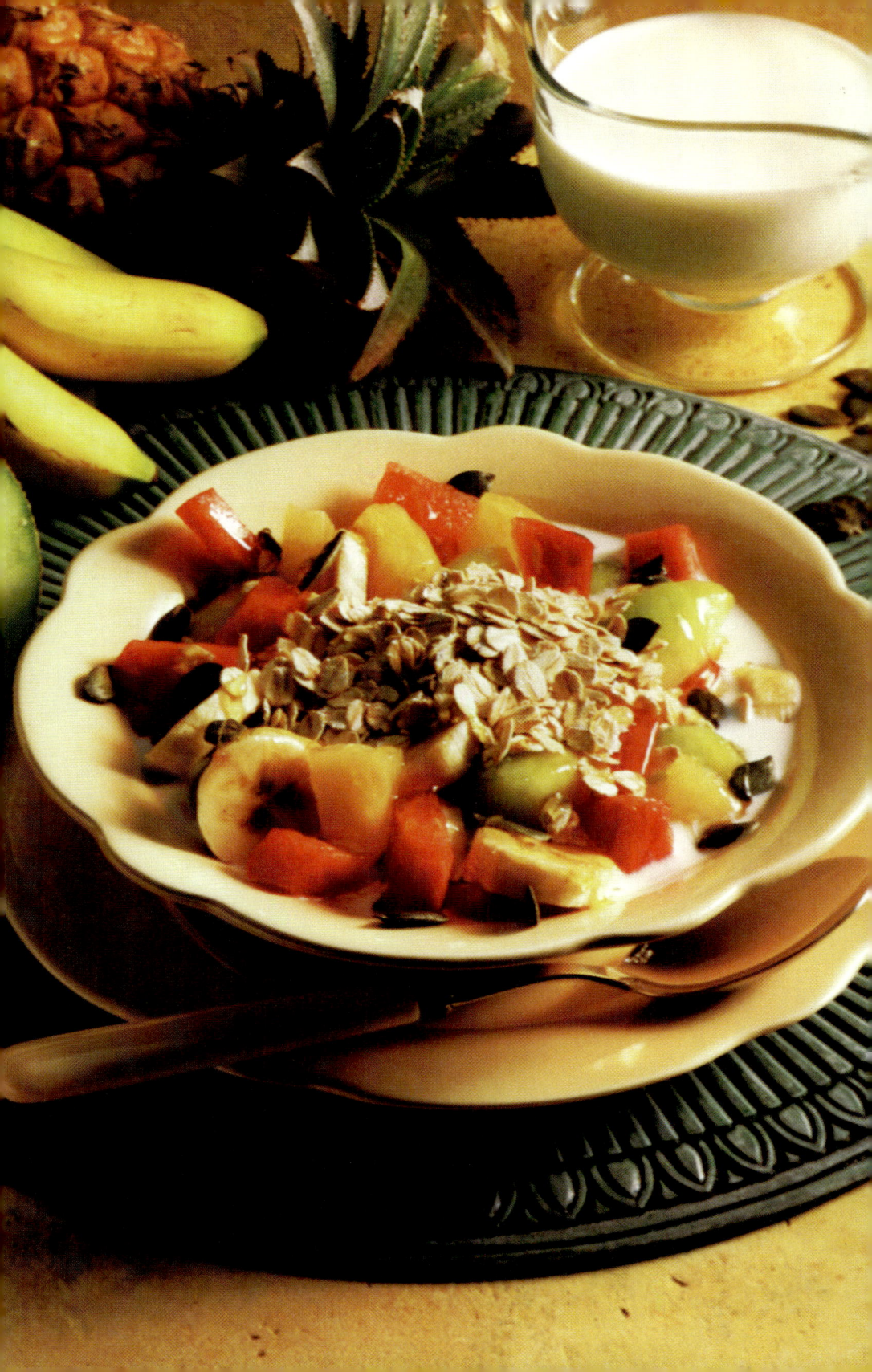

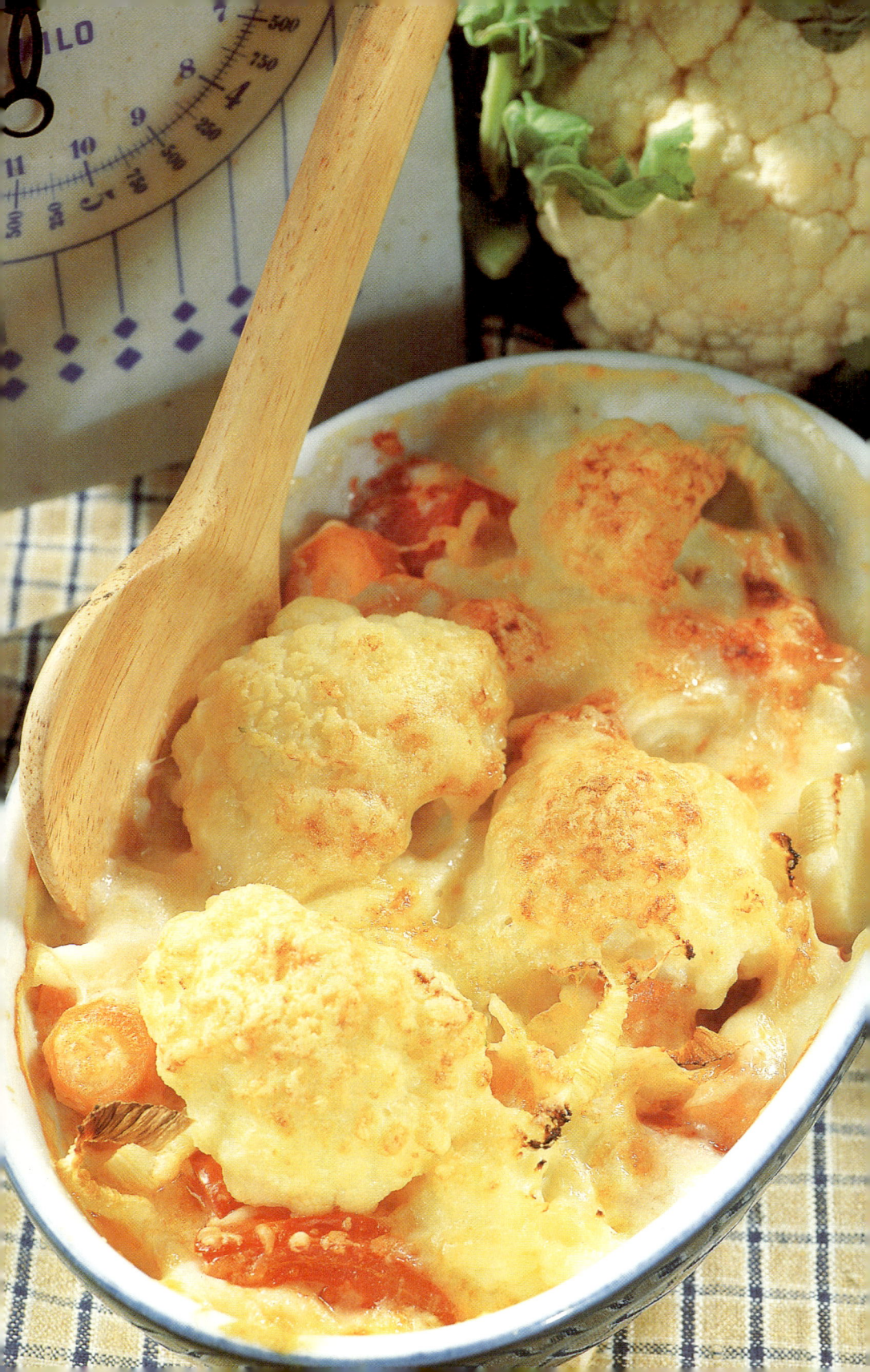

Gemüse überbacken (Nr. 112)

1 Portion:

50 g	*Karotte*
50 g	*Tomaten*
30 g	*Lauch*
50 g	*Blumenkohl*
etw.	*Gemüsebrühe*
	Salz

zur Soße:

20 g (2 EL)	*Mehl*
10 g (1 EL)	*Öl*
ca. $^1/_8$ l	*Gemüsebrühe*
30 g (2 EL)	*Milch, 3,5 % Fett*
1	*Ei, getrennt*
10 g (2 EL)	*Emmentaler Käse, gerieben, 45 % F. i. Tr.*
	Salz
1 PR	*Muskatnuss, frisch gerieben*

● Das vorbereitete Gemüse in kleine Würfel, Lauch in feine Streifen schneiden. Blumenkohl in kleine Röschen teilen. In wenig Gemüsebrühe nicht ganz weich dünsten. Flüssigkeit abgießen und mit zur Soße verwenden. Gemüse in die gefettete Auflaufform legen.

● Mehl in Öl lichtgelb rösten, mit Gemüsebrühe und Milch aufgießen, ca. 5 Min. köcheln. Mit Eigelb legieren, Käse und Muskat unterrühren, abschmecken, steifen Eischnee unterziehen. Das Gemüse mit der Soße überziehen und bei Mittelhitze ca. 20 Minuten überbacken.

Nährwerte: **57 mg HS**, 16,4 g EW, 21,4 g F, 21,9 g KH, 5,2 g BS, 346 kcal/1448 kJ

Petersilienkartoffeln (Nr. 113)

1 Portion:

200 g	*Kartoffeln, geschält*
etw.	*Salz*
3 g (1 EL)	*Petersilie, gehackt*

● Die geschälten Kartoffeln in Salzwasser gar kochen und vor dem Anrichten mit frischer Petersilie bestreuen.

Nährwerte: **31 mg HS**, 4,2 g EW, 0,2 g F, 29,4 g KH, 4,8 g BS, 142 kcal/594 kJ

Rollgerstensuppe (Nr. 114)

1 Portion:

5 g (1 TL)	*Öl*
10 g (1 EL)	*Zwiebel*
20 g	*Gerstengraupen (Rollgerste)*
ca. 400 g	*Gemüsebrühe*
	Salz
2 g (¹/₂ TL)	*Schnittlauch*

● Öl erhitzen, die klein geschnittene Zwiebel und die gewaschene Rollgerste darin andünsten. Mit Gemüsebrühe aufgießen, salzen und bei mäßiger Hitze ca. 45 Min. gar kochen lassen. Abschmecken und mit Schnittlauch anrichten.

Nährwerte: **23 mg HS**, 2,1 g EW, 5,3 g F, 14,7 g KH, 1,2 g BS, 115 kcal/481 kJ

Ovo-vegetarisch belegte Brote (Nr. 115)

1 Portion:

80 g	*Rettich*
	Salz
60 g (1)	*Ei*
100 g (2 Sch.)	*Vollkornbrot*
10 g (1 EL)	*Margarine*
20 g (2 gr.)	*Salatblätter*
10 g	*Kapern, fein gehackt*
6 g (1 EL)	*Schnittlauch, fein geschnitten*
	Salz
	Pfeffer, frisch gemahlen

- Rettich in feine Scheiben hobeln oder schneiden, salzen, etwas ziehen lassen.
- Ei hart kochen, abschrecken, pellen, in Scheiben schneiden.
- Brote mit Margarine bestreichen, vorbereitete Salatblätter darauf legen.
- Die eine Brotscheibe mit Ei belegen, etwas salzen, mit Schnittlauch und Kapern garnieren.
- Die andere Brotscheibe mit dem abgetropften Rettich anrichten, pfeffern und mit Schnittlauch bestreuen.

Nährwerte: **67 mg HS**, 15,8 g EW, 15,9 g F, 40,1 g KH, 11,2 g BS, 369 kcal/1544 kJ

Streng purinarme Diät

Frühstück

	Kaffee oder Tee
30 g (2 EL)	Kondensmilch, 7,5 % Fett, evtl. mit Zucker
50 g (1)	Brötchen
20 g (2 Sch.)	Roggenvollkorn-Knäckebrot
10 g (1 EL)	Butter
30 g	Edamer, 30 % F. i. Tr.
20 g (1 EL)	Honig

> Nährwerte: **50 mg HS,** 17 g EW, 17 g F, 57 g KH, 8 g BS,
> 462 kcal/1933 kJ

Zwischenmahlzeit

150 g	Aprikosen

> Nährwerte: **30 mg HS**, 1 g EW, 0 g F, 13 g KH, 3 g BS, 57 kcal/238 kJ

Mittagessen

- Tomatisiertes Reisgericht mit Zucchini   Rezept Nr. 117
- Feldsalat   Rezept Nr. 118

> Nährwerte: **86 mg HS**, 13 g EW, 22 g F, 51 g KH, 3 g BS,
> 467 kcal/1954 kJ

Zwischenmahlzeit

● Pfirsichmilch   Rezept Nr. 120

Nährwerte: **18 mg HS**, 4 g EW, 2 g F, 23 g KH, 2 g BS, 111 kcal/464 kJ

Abendessen

● Frühlingssuppe   Rezept Nr. 116
● Apfelstrudel   Rezept Nr. 121
● Vanillesoße   Rezept Nr. 122

Nährwerte: **79 mg HS**, 12 g EW, 23 g F, 130 g KH, 9 g BS,
796 kcal/3330 kJ

Gesamtnährwerte (pro Person und Tag):
263 mg HS, 47 g EW, 64 g F, 274 g KH, 25 g BS, 1893 kcal/7920 kJ

Frühlingssuppe (Nr. 116)

1 Portion:

20 g	*Karotten*
10 g	*Knollensellerie*
20 g	*Blumenkohl*
15 g	*Lauch*
5 g (1 TL)	*Öl*
etw.	*Salz*
¹/₄ l	*Flüssigkeit*
2 g (¹/₂ EL)	*Petersilie, fein gehackt*

● Das gewaschene, geputzte Gemüse in kleine Würfel schneiden, Blumenkohl in kleine Röschen teilen. In Öl andünsten, mit Flüssigkeit auffüllen, salzen, gar kochen, abschmecken, mit Petersilie anrichten.

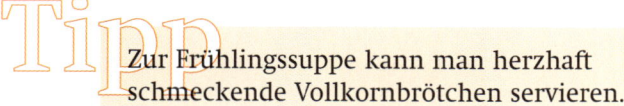

Tipp

Zur Frühlingssuppe kann man herzhaft schmeckende Vollkornbrötchen servieren.

Nährwerte: **21 mg HS**, 1,3 g EW, 5,2 g F, 2,3 g KH, 2,1 g BS, 61 kcal/255 kJ

Tomatisiertes Reisgericht mit Zucchini (Nr. 117)

1 Portion:

100 g	Zucchini, frisch
60 g	Reis
10 g (1 EL)	Öl
50 g	Tomatenpüree, Fertigprodukt
ca. $^1/_4$ l	Gemüsebrühe
etw.	Salz
20 g (4 EL)	Emmentaler, gerieben
2 g ($^1/_2$ EL)	Petersilie, fein gehackt

- Zucchini waschen, längs halbieren, in 1 cm breite Streifen und dann in kleine Stücke schneiden.

- Reis kurz waschen, gut abtropfen lassen.

- Öl erhitzen, Reis darin anrösten, Tomatenpüree, Zucchini, Gemüsebrühe und Salz zugeben, kurz aufkochen. Bei schwacher Hitze zugedeckt garen.

- Mit Käse und Petersilie anrichten.

Abb. dazu Seite 186

Nährwerte: **73 mg HS**, 11,8 g EW, 16,8 g F, 49,7 g KH, 2,3 g BS, 400 kcal/1674 kJ

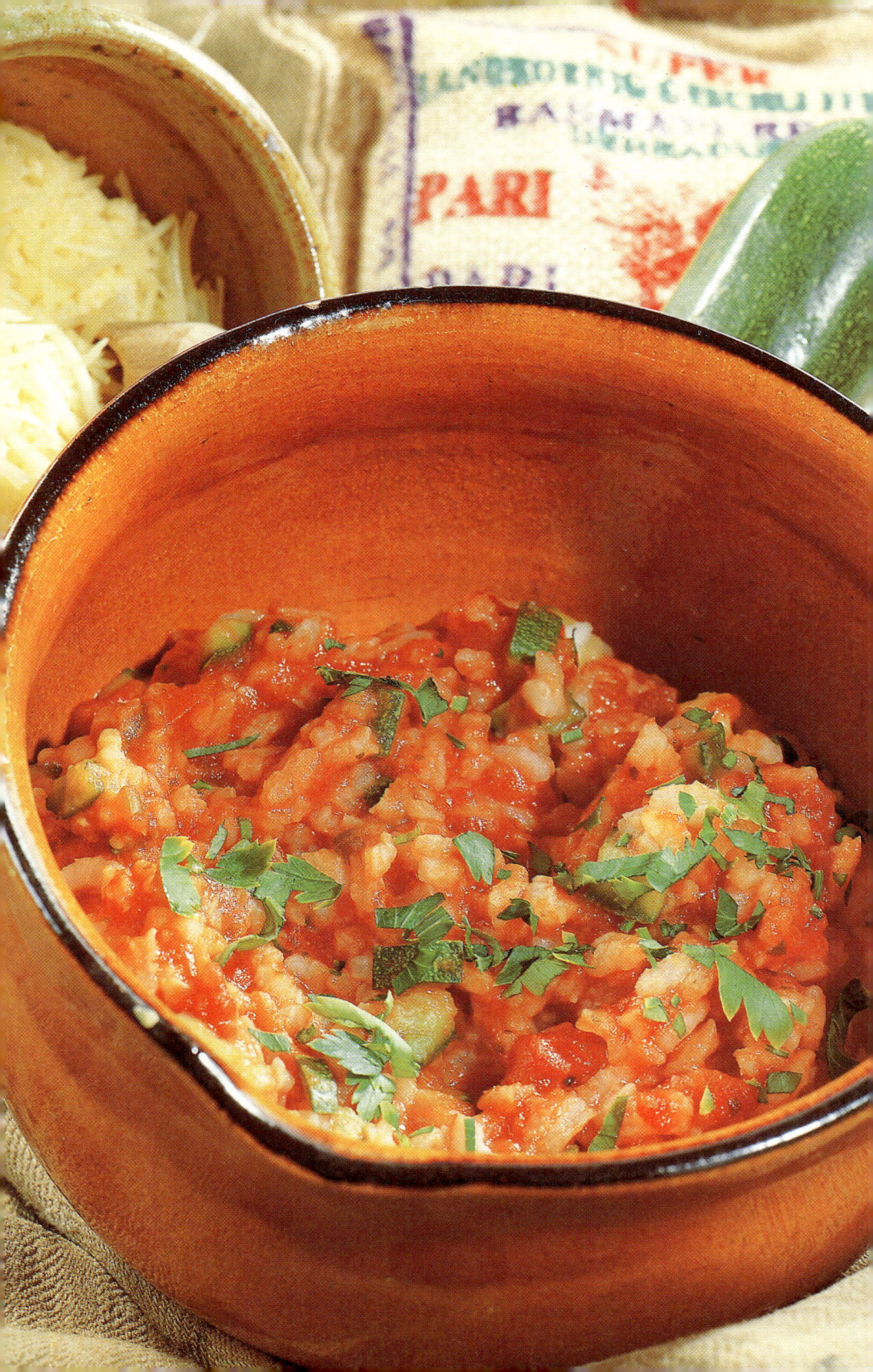

Feldsalat (Nr. 118)

1 Portion:

50 g	Feldsalat	5 g (1 TL)	Öl
		5 g (1 TL)	Zwiebeln, fein gehackt
zur Marinade:		1 PR	Zucker
15 g (1 EL)	Essig	1 MSP	Senf, mittelscharf
15 g (1 EL)	Mineralwasser	etw.	Salz

- Feldsalat putzen, gründlich waschen, abtropfen lassen.
- Salatmarinade herstellen und den Salat damit mischen.

Nährwerte: **13 mg HS**, 1,2 g EW, 5,3 g F, 1,4 g KH, 1 g BS, 60 kcal/251 kJ

Pfirsichmilch (Nr. 120)

1 Portion:

100 g	Milch, 1,5 % Fett
100 g	Pfirsiche
5 g (1 TL)	Zucker
etw.	Vanillinzucker
5 g (1 TL)	Zitronensaft, frisch

- Zutaten im Mixbecher verschlagen. Kühl servieren.

Nährwerte: **18 mg HS**, 4,2 g EW, 1,7 g F, 22,8 g KH, 2,3 g BS, 126 kcal/527 kJ

Apfelstrudel (Nr. 121)

1 Portion:

50 g	*Mehl*
1 PR	*Salz*
bis 2 EL	*Wasser*
5 g (1 TL)	*Öl*

zur Fülle:

15 g (1 EL)	*saure Sahne, 10 % Fett*
200 g	*Äpfel, geschält, blättrig geschnitten*
20 g (2 EL gestr.)	*Sultaninen*
30 g (2 EL)	*Zucker*
etw.	*Zimt, gemahlen*

zum Bestreichen:

10 g (1 EL)	*Butter*

● Das Mehl auf ein Brett sieben, salzen, mit Wasser und Öl zu einem Teig verarbeiten, gut durchkneten. Zugedeckt etwas ruhen lassen, sehr dünn auswellen. Mit saurer Sahne bestreichen, mit Äpfeln und Sultaninen gleichmäßig belegen, mit Zucker und Zimt bestreuen.

● Locker zusammenrollen, in eine gefettete Auflaufform geben. Im Rohr $^1/_2$ bis $^3/_4$ Std. backen. Mehrmals mit Butter während der Backzeit bestreichen.

Nährwerte: **58 mg HS,** 6,6 g EW, 16,2 g F, 102 g KH, 7,1 g BS, 589 kcal/2464 kJ

Vanillesoße (Nr. 122)

1 Portion:

5 g (¹/₂ EL)	Vanillepuddingpulver
¹/₈ l	Milch, 1,5 % Fett
5 g (¹/₂ Päckchen)	Vanillinzucker
10 g (1 EL)	Zucker

● Puddingpulver mit etwas kalter Milch glatt rühren. Die restliche Milch mit den übrigen Zutaten zum Kochen bringen und vom Herd nehmen. Puddingpulver einrühren und kurz aufpuffen lassen.

Nährwerte: **0 mg HS**, 4,3 g EW, 2 g F, 25,4 g KH, 0 g BS, 138 kcal/577 kJ

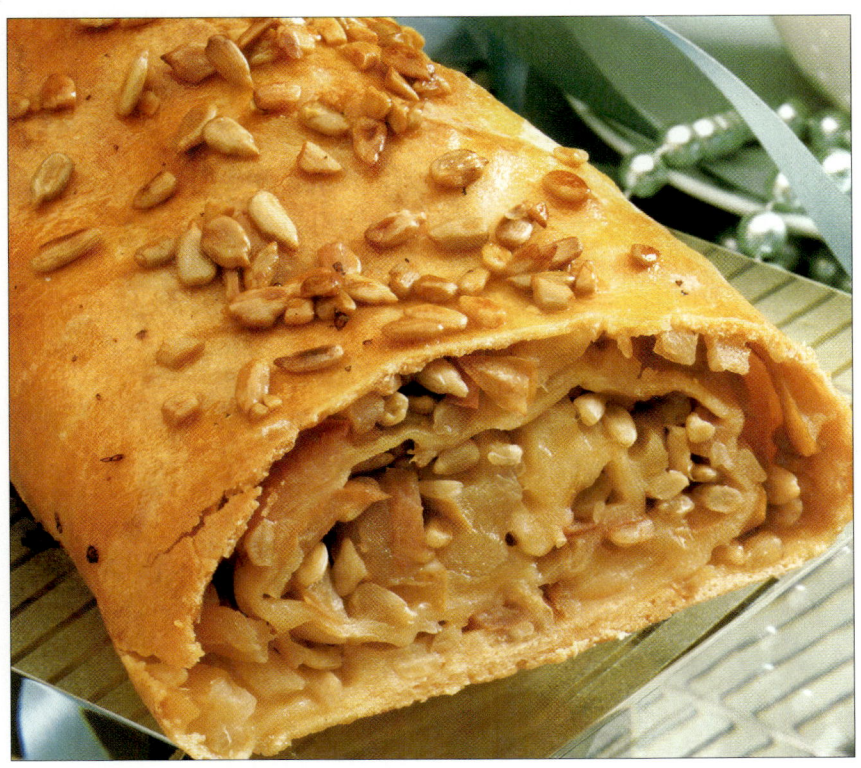

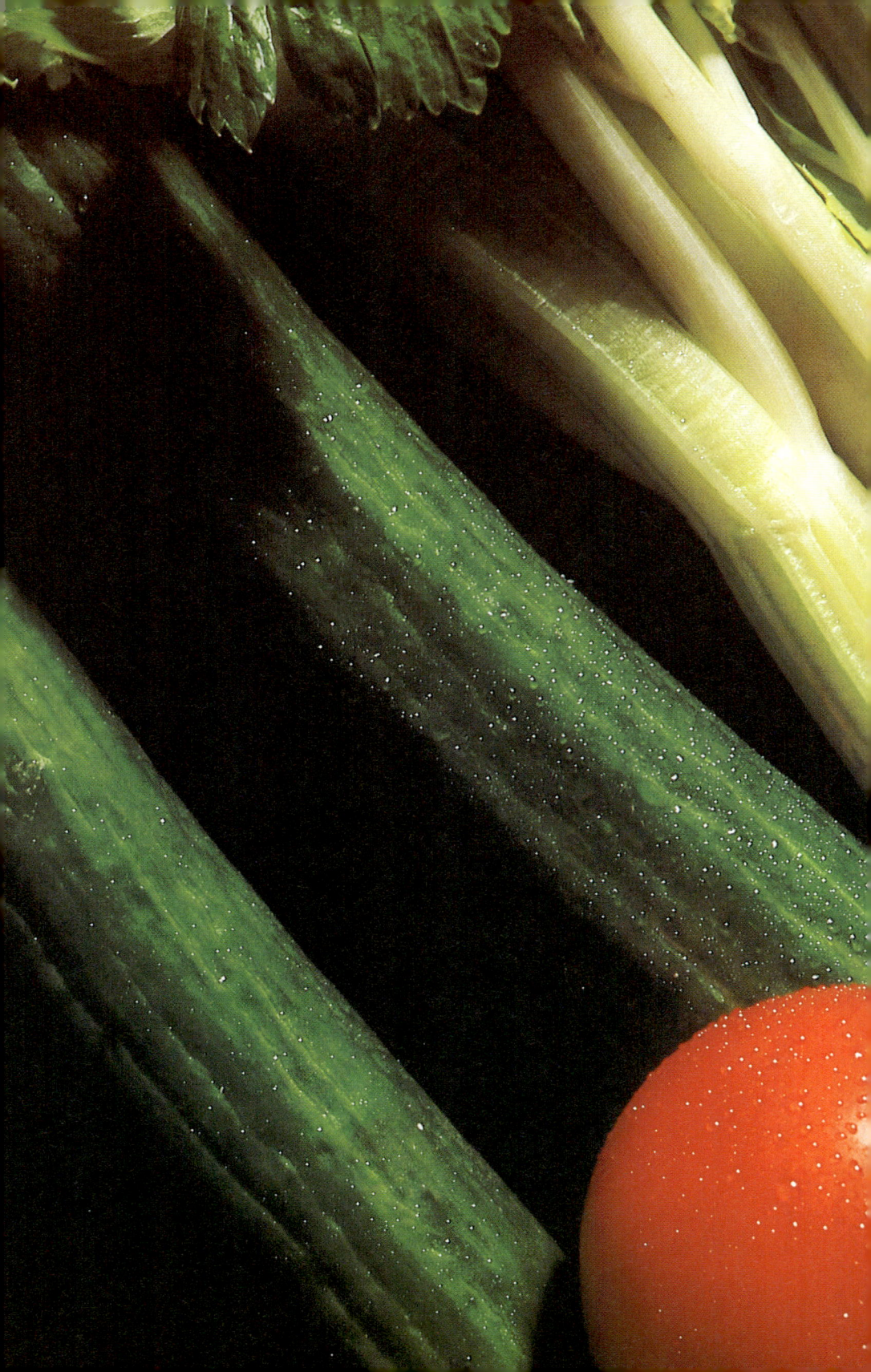

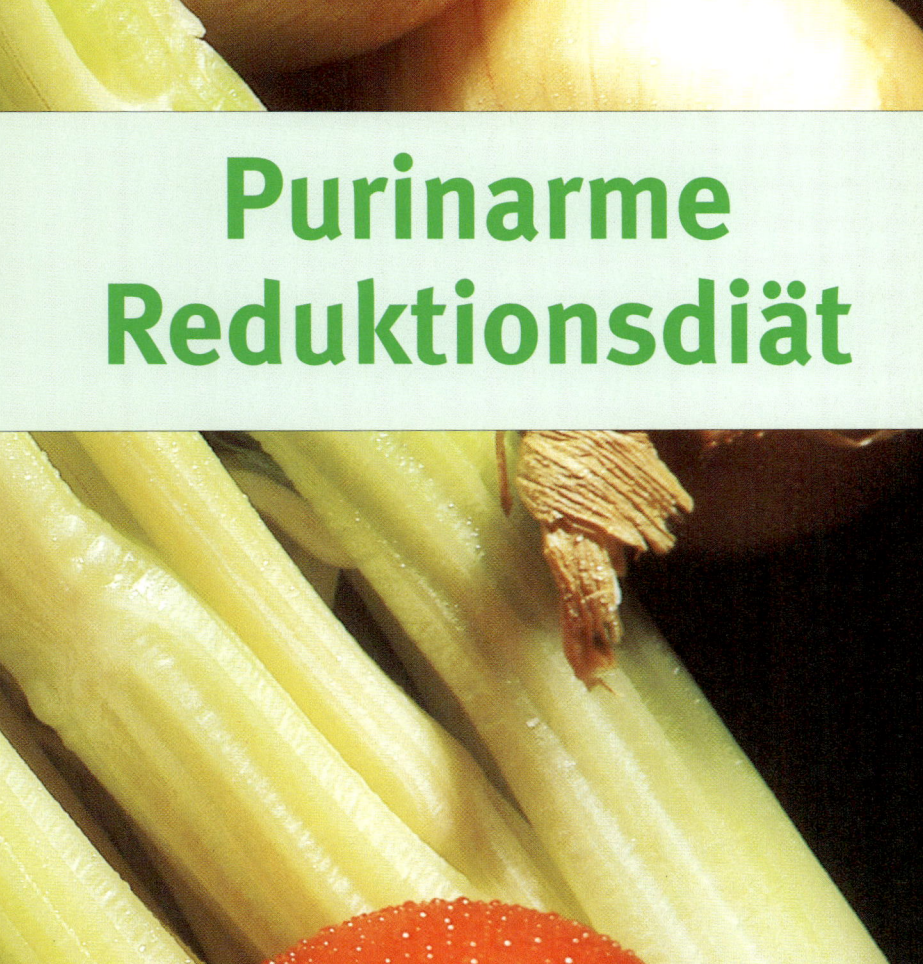

Purinarme
Reduktionsdiät

Purinarme Reduktionsdiät

Frühstück

	Kaffee oder Tee
10 g (2 TL)	Kondensmilch, 4 % Fett, evtl. mit Süßstoff
50 g	Roggenvollkornbrot
5 g (1 TL)	Halbfettmargarine
30 g	Edamer Käse, 30 % F. i. Tr.

Nährwerte: **28 mg HS**, 13 g EW, 9 g F, 20 g KH, 8 g BS,
219 kcal / 916 kJ

Zwischenmahlzeit

150 g	Apfel

Nährwerte: **23 mg HS**, 1 g EW, 1 g F, 17 g KH, 3 g BS, 83 kcal / 347kJ

Mittagessen

- Kartoffel-Brokkoli-Auflauf   Rezept Nr. 123
- Frische Tomatensoße   Rezept Nr. 124
- Kopfsalat mit Zwiebeln   Rezept Nr. 101b

Nährwerte: **98 mg HS**, 20 g EW, 17 g F, 32 g KH, 9 g BS,
371 kcal / 1552 kJ

Zwischenmahlzeit

150 g	Aprikosen

Nährwerte: **30 mg HS**, 1 g EW, 0 g F, 13 g KH, 3 g BS, 57 kcal/238 kJ

Abendessen

- Gebratenes Kalbshacksteak   Rezept Nr. 125
- Bunter Chinakohlsalat   Rezept Nr. 149

50 g	Weizenvollkornbrot

Nährwerte: **165 mg HS**, 23 g EW, 13 g F, 26 g KH, 7 g BS,
322 kcal/1347 kJ

Gesamtnährwerte (pro Person und Tag):
344 mg HS, 58 g EW, 40 g F, 108 g KH, 30 g BS, 1052 kcal/4400 kJ

Kartoffel-Brokkoli-Auflauf (Nr. 123)

1 Portion:

150 g	Kartoffeln
100 g	Brokkoli, frisch oder tiefgekühlt
2,5 g (½ TL)	Öl
45 g (3 EL)	Milch, 1,5 % Fett
60 g (1)	Ei
	Salz
10 g (2 EL)	Edamer Käse, gerieben, 30 % F. i. Tr.

● Kartoffeln waschen, schälen, in dünne Scheiben schneiden und gar kochen.

● Frischen Brokkoli waschen, putzen, in kleine Röschen zerteilen. Die Stängel evtl. schälen und kreuzweise einschneiden.

● Gemüse in etwas Salzwasser halb gar dünsten und abtropfen lassen. Auflaufform ausfetten, Kartoffeln und Brokkoli abwechselnd einschichten.

● Ei mit Milch verquirlen und darüber gießen. Mit Käse bestreuen. Im vorgeheizten Backrohr ca. 25 Min. bei Mittelhitze backen.

Nährwerte: **77 mg HS**, 18,3 g EW, 11,9 g F, 27 g KH, 6,5 g BS, 293 kcal/1230 kJ

Bunter Chinakohlsalat (Nr. 149)

1 Portion:

50 g	*Bohnen, grün*
	Salz
50 g	*Chinakohl*
30 g	*Paprikaschote, rot*

zur Marinade:

10 g (1 EL)	*Zwiebeln, fein gehackt*
2 EL	*Gemüsebrühe*
2 EL	*Essig*
5 g (1 TL)	*Öl*
	Salz
	Pfeffer, frisch gemahlen
3 g (¹/₂ EL)	*Schnittlauch*

● Bohnen waschen, putzen, zerkleinern und in etwas Salzwasser dämpfen, abgießen und erkalten lassen. Chinakohl putzen, waschen, feine Streifen schneiden, das vorbereitete Paprikastück in kleine Würfel. Salatmarinade herstellen und mit den Zutaten mischen.

Nährwerte: **42 mg HS**, 2,5 g EW, 5,5 g F, 4,8 g KH, 3,9 g BS, 84 kcal/351 kJ

Frische Tomatensoße (Nr. 124)

1 Portion:

2,5 g (½ TL)	Öl
100 g	Tomaten
5 g (1 TL)	Tomatenmark
50 g (ca. 3 EL)	Gemüsebrühe oder Wasser
	Salz
	Pfeffer, frisch gemahlen

● Öl erhitzen, geschnittene Tomaten und Tomatenmark zugeben, andünsten. Flüssigkeit zugießen und zugedeckt ca. 10 Min. köcheln lassen. Zutaten pürieren, passieren und abschmecken.

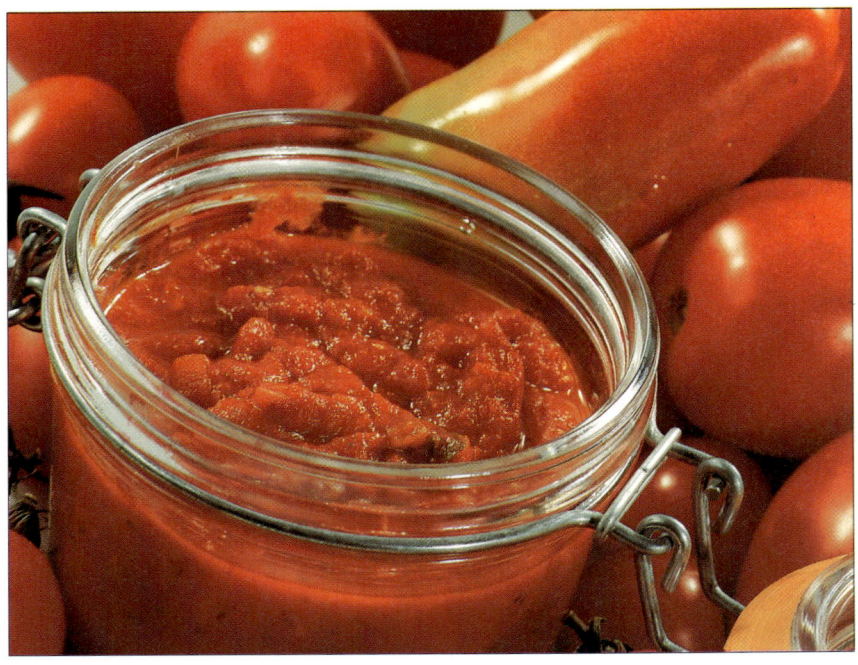

Nährwerte: 13 mg HS, 1,1 g EW, 2,7 g F, 3,2 g KH, 1,1 g BS, 43 kcal/181 kJ

Gebratenes Kalbshacksteak (Nr. 125)

1 Portion:

60 g	Kalbshackfleisch, Keule
5 g (1/2 EL)	Zwiebeln, fein gehackt
	Salz
etw.	Zitronenschale, fein gerieben
30 g (1/2)	Ei
2,5 g (1/2 TL)	Öl

● Fleisch mit den übrigen Zutaten gut verkneten, abschmecken, Hacksteak formen.

● Öl in der kunststoffbeschichteten Pfanne erhitzen und das Steak darin auf beiden Seiten je 8 Min. braten.

Nährwerte: **93 mg HS**, 16,7 g EW, 6,9 g F, 0,5 KH, 0,1 g BS, 131 kcal/548 kJ

Kopfsalat mit Zwiebeln (Nr. 101b)

1 Portion:

50 g	Kopfsalat		1 EL	Mineralwasser
			1 EL	Essig
			2,5 g (1/2 TL)	Öl
zur Marinade:				Salz
				Pfeffer
10 g (1 EL)	Zwiebeln, fein gehackt		3 g (1 EL)	Petersilie, fein gehackt

● Kopfsalat putzen, waschen, abtropfen lassen.

● Marinade herstellen und kurz vor dem Servieren mischen.

Nährwerte: **8 mg HS**, 0,9 g EW, 2,6 g F, 1,3 g KH 1,1 g BS, 35 kcal/147 kJ

Purinarme Reduktionsdiät

Frühstück

	Kaffee oder Tee
10 g (2 TL)	*Kondensmilch, 4 % Fett, evtl. mit Süßstoff*
30 g (3 Sch)	*Roggenvollkornknäckebrot*
	Abgeschlagener Speisequark (Rezept Nr.90b)
20 g (1 EL)	*Diätmarmelade mit*
	Süßstoff

Nährwerte: **36 mg HS**, 13 g EW, 2 g F, 27 g KH, 9 g BS,
183 kcal/766 kJ

Zwischenmahlzeit

200 g	*Orangensaft, frisch gepresst*

Nährwerte: **24 mg HS**, 2 g EW, 0 g F, 18 g KH, 0 g BS, 82 kcal/343 kJ

Mittagessen

- Pusztafisch — Rezept Nr. 126
- Petersilienkartoffeln — Rezept Nr. 113b
- Feldsalat — Rezept Nr. 127

Nährwerte: **186 mg HS**, 23 g EW, 9 g F, 26 g KH, 6 g BS,
285 kcal/1192 kJ

Zwischenmahlzeit

150 g	*Wassermelone*

Nährwerte: **30 mg HS**, 1 g EW, 0 g F, 12 g KH, 0 g BS, 53 kcal/223 kJ

Abendessen

- Birnen-Käse-Toast   Rezept Nr. 128
- Chicoréesalat mit Kefir-Kresse-Soße   Rezept Nr. 150

Nährwerte: **90 mg HS**, 27 g EW, 16 g F, 40 g KH, 5 g BS,
424 kcal/1774 kJ

Gesamtnährwerte (pro Person und Tag):
366 mg HS, 66 g EW, 27 g F, 123 g KH, 20 g BS, 1027 kcal/4298 kJ

Abgeschlagener Speisequark (Nr. 90b)

1 Portion:

60 g	Speisequark, Magerstufe
15 g (1 EL)	Milch, 1,5 % Fett

● Speisequark mit Milchgut verschlagen.

Nährwerte: **0 mg HS**, 8,6 g EW, 0,4 g F, 3,1 g KH, 0 g BS, 52 kcal/218 kJ

Pusztafisch (Nr. 126)

1 Portion:

100 g	Rotbarschfilet	20 g	Champignons
5 g (1 TL)	Zitronensaft	5 g (1 TL)	Tomatenmark
	Paprikapulver	2,5 g (½ TL)	Öl
	Salz	ca. 50 g (3 EL)	Gemüsebrühe
15 g (1½ EL)	Zwiebel		Kümmel
20 g	Paprikaschote, grün		Lorbeerblatt

● Fisch unter fließendem Wasser waschen, trockentupfen und in große Würfel schneiden. Mit Zitronensaft beträufeln, mit Paprikapulver bestreuen, durchziehen lassen, salzen. Die Zwiebel in kleine Würfel, das vorbereitete Stück Paprika in feine Streifen, die gewaschenen, geputzten Champignons in dünne Scheiben schneiden.

● Zusammen mit dem Tomatenmark in erhitztem Öl andünsten. Mit Flüssigkeit aufgießen, restliche Gewürze zugeben und ca. 5 Min. köcheln lassen. Fischwürfel in die Soße geben und darin ca. 15 Min. garen. Lorbeerblatt entfernen und abschmecken.

Nährwerte: **149 mg HS**, 18,4 g EW, 6,1 g F, 3,1 g KH, 1,5 g BS, 142 kcal/594 kJ

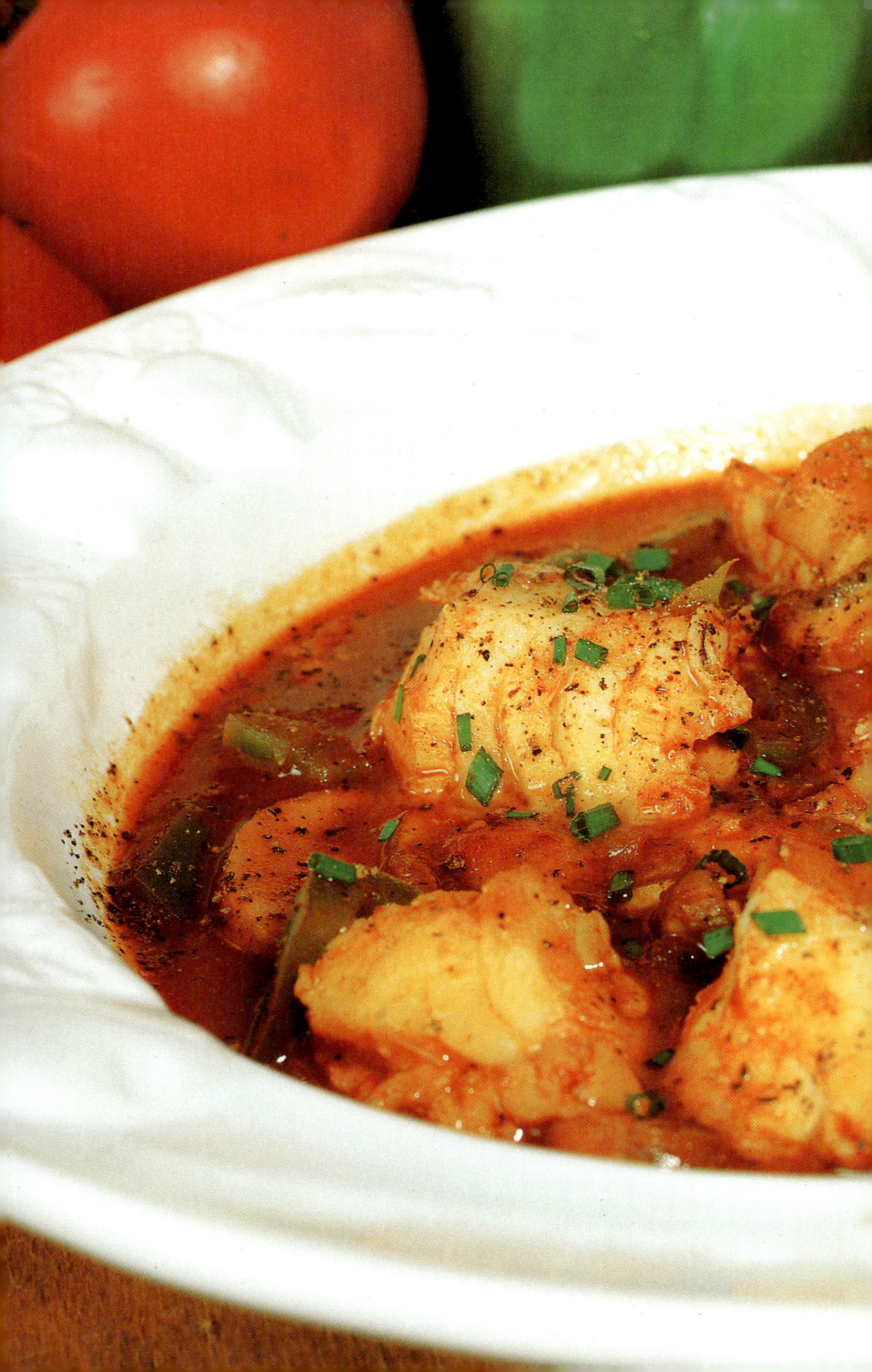

Petersilienkartoffeln (Nr. 113b)

1 Portion:

150 g	*Kartoffeln*
	Salz
3 g (1 EL)	*Petersilie, fein gehackt*

● Die geschälten Kartoffeln in Salzwasser gar kochen und vor dem Anrichten mit frischer Petersilie bestreuen.

Nährwerte: **24 mg HS**, 3,2 g EW, 0,2 g F, 22,1 g KH, 3,6 g BS, 107 kcal/448 kJ

Feldsalat (Nr. 127)

1 Portion:

50 g	*Feldsalat*

zur Marinade:

5 g (¹/₂ EL)	*Zwiebeln, fein gehackt*
1 EL	*Essig*
1 EL	*Mineralwasser*
2,5 g (¹/₂ TL)	*Öl*
	Salz, Pfeffer

● Salat putzen und mehrmals gründlich waschen, abtropfen lassen. Marinade herstellen, über den Salat geben und mischen.

Nährwerte: **13 mg HS**, 1 g EW, 2,7 g F, 0,7 g KH, 1 g BS, 33 kcal/138 kJ

Birnen-Käse-Toast (Nr. 128)

1 Portion:

80 g	*Birnen, geschält*
etw.	*Zitronensaft*
etw.	*Süßstoff*
50 g (2 Sch)	*Toastbrot*
5 g (1 TL)	*Margarine*
30 g	*Schinken, gekocht, mager*
30 g (2 EL)	*Preiselbeeren in Dose, ungesüßt*
50 g	*Edamer Käse, 30 % F. i. Tr.*

● Birne halbieren, Kerngehäuse entfernen. Wenig Wasser mit Zitronensaft und Süßstoff erhitzen, darin die Frucht weich kochen; dann aus der Flüssigkeit nehmen und trockentupfen. Brot leicht toasten, mit Margarine bestreichen. Schinken, Preiselbeeren, Birnenhälfte und zuletzt den Käse auf die Toasts legen, 10 bis 15 Min. überbacken.

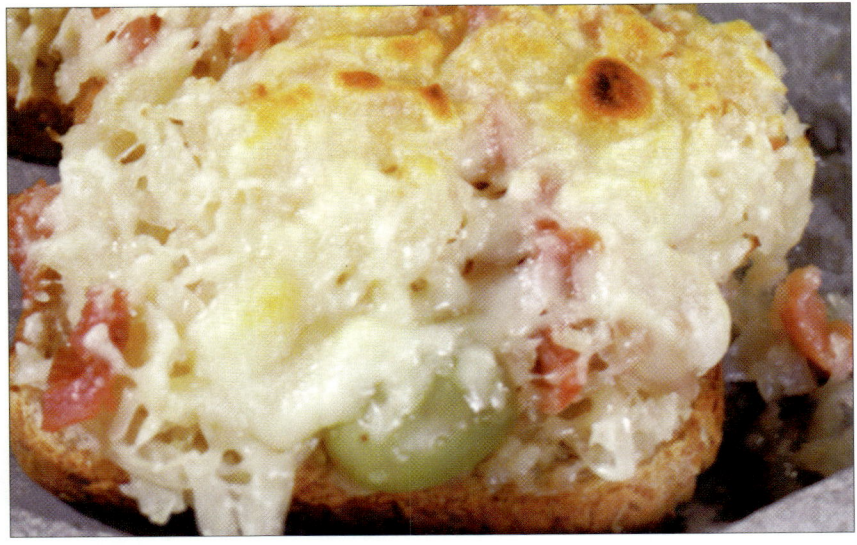

Nährwerte: **80 mg HS**, 24,4 g EW, 15,6 g F, 36,6 g KH, 4,5 g BS, 386 kcal/1615 kJ

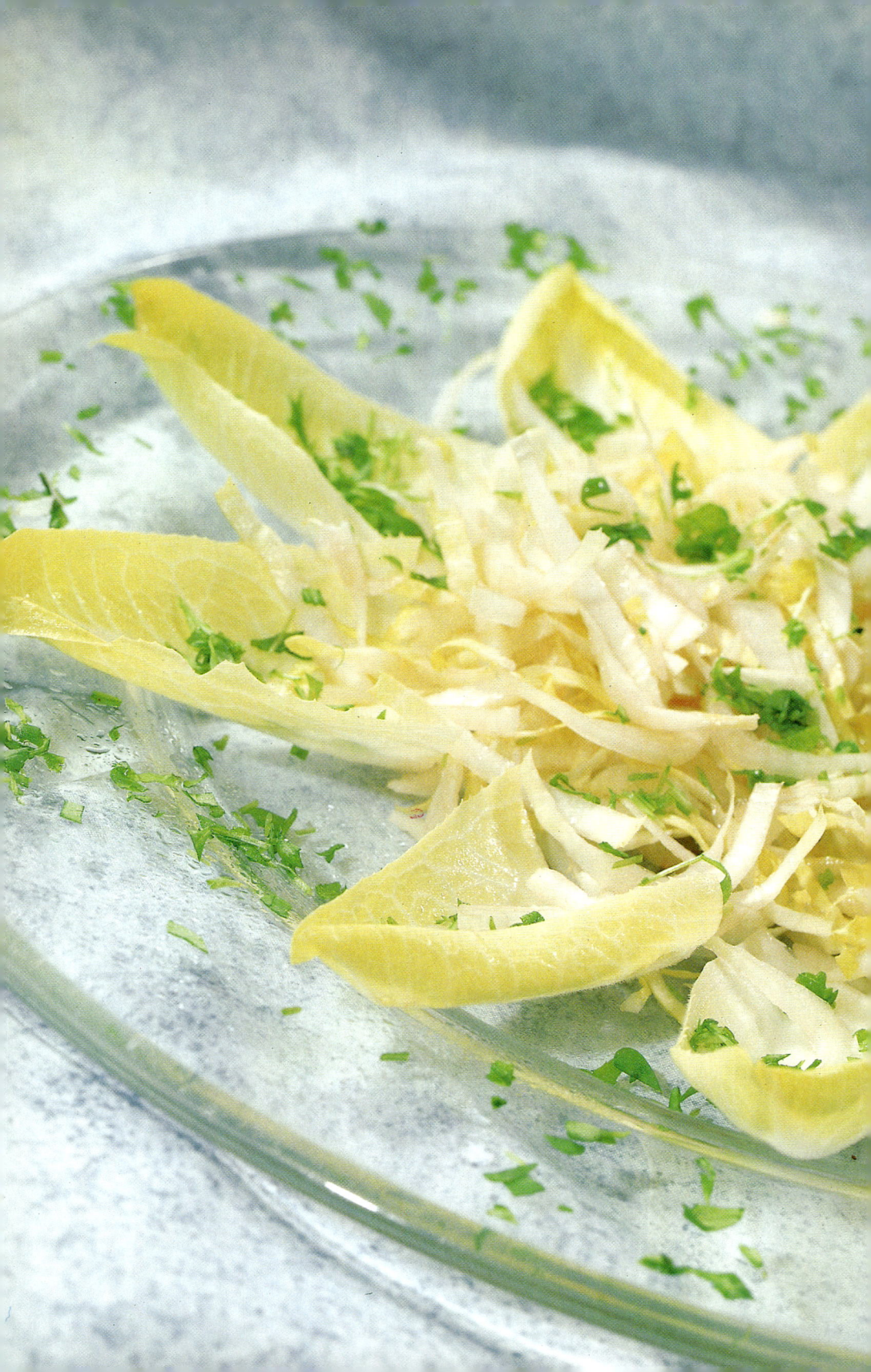

Chicoréesalat mit Kefir-Kresse-Soße (Nr. 150)

1 Portion:

50 g Chicorée

zur Salatsoße:

5 g (1/3 Kästchen)	Kresse
45 g (3 EL)	Kefir, 1,5 % Fett
2,5 g (1/2 TL)	Zitronensaft, frisch
	Salz
	weißer Pfeffer

- Chicorée putzen, bitteren Keil entfernen, kurz waschen, abtropfen lassen, in dünne Streifen schneiden.
- Kresse knapp über den Wurzeln abschneiden, waschen, klein hacken.
- Soße herstellen, Kresse dazugeben, mit Chicorée mischen, abschmecken.

Nährwerte: 10 mg HS, 2,4 g EW, 0,9 g F, 3,6 g KH, 0,8 g BS, 35 kcal/146 kJ

Purinarme Reduktionsdiät

Frühstück

	Kaffee oder Tee
10 g (2 TL)	*Kondensmilch, 4 % Fett, evtl. mit Süßstoff*
50 g (1)	*Roggenvollkornbrötchen*
5 g (1 TL)	*Halbfettmargarine*
60 g (1)	*Ei, weich gekocht*

Nährwerte: **28 mg HS**, 13 g EW, 11 g F, 23 g KH, 7 g BS, 250 kcal/1046 kJ

Zwischenmahlzeit

● Zimt-Milchmixgetränk   Rezept Nr. 129

Nährwerte: **0 mg HS**, 13 g EW, 4 g F, 13 g KH, 0 g BS, 144 kcal/602 kJ

Mittagessen

● Gemüse-Reis-Gericht mit geriebenem Käse   Rezept Nr. 130
● Friseesalat   Rezept Nr. 131

Nährwerte: **147 mg HS**, 11 g EW, 8 g F, 36 g KH, 9 g BS, 267 kcal/1117 kJ

Zwischenmahlzeit

150 g	*Grapefruit*
	evtl. mit Süßstoff

Nährwerte: **23 mg HS**, 1 g EW, 0 g F, 13 g KH, 1 g BS, 57 kcal/238 kJ

Abendessen

● Fischsalat auf Basilikum-Tomate   Rezept Nr. 132

50 g	*Weizenmischbrot*

Nährwerte: **157 mg HS**, 24 g EW, 7 g F, 30 g KH, 4 g BS,
287 kcal/1201 kJ

Gesamtnährwerte (pro Person und Tag):
355 mg HS, 62 g EW, 30 g F, 115 g KH, 21 g BS, 1005 kcal/4205 kJ

Zimt-Milchmixgetränk (Nr. 129)

1 Portion:

$\frac{1}{4}$ l	Milch, 1,5 % Fett
30 g (1 geh. EL)	Speisequark, Magerstufe
$\frac{1}{2}$ TL	Zimtpulver
etw.	Süßstoff, flüssig

● Alle Zutaten im Mixer gut verquirlen und kühl servieren.

Nährwerte: **0 mg HS**, 12,6 g EW, 4,1 g F, 13,5 g KH, 0 g BS, 143 kcal/598 kJ

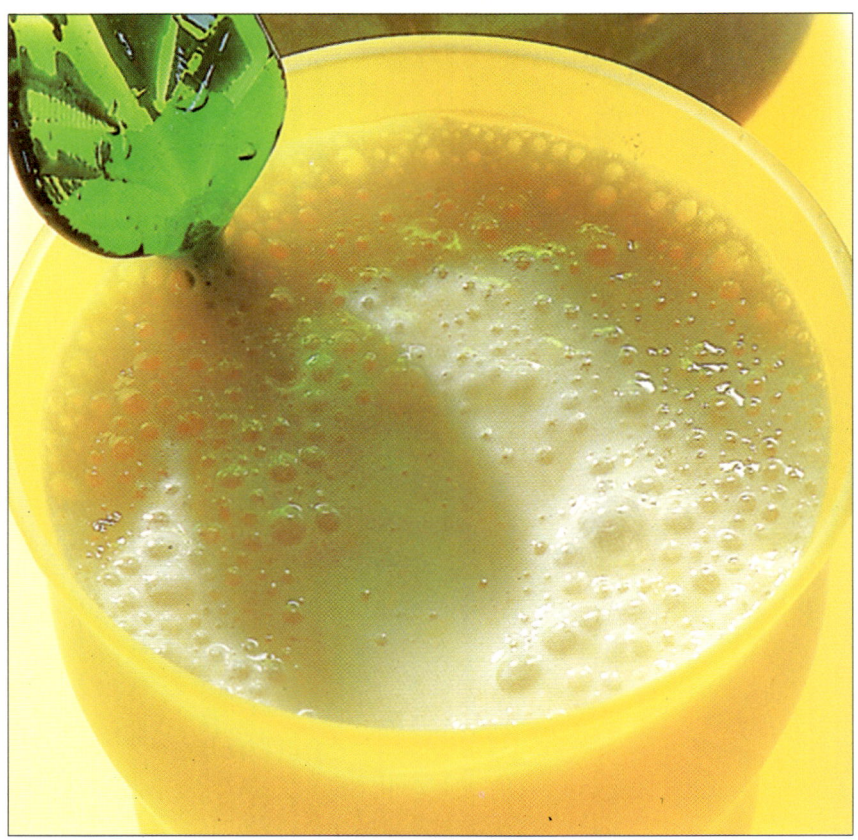

Gemüse-Reis mit Käse (Nr. 130)

1 Portion:

50 g	Champignons	5 g (1 TL)	Tomatenmark
100 g	Bohnen, grün		Salz, Pfeffer
30 g	Paprikaschote, rot	300 g	Gemüsebrühe
30 g	Maiskörner, Dose	100 g	Tomaten
2,5 g (½ TL)	Öl	3 g (1 EL)	Petersilie
30 g	Vollkornreis	5 g (1 EL)	Edamer Käse, gerieben 30 % F. i. Tr.

● Das Gemüse putzen und waschen. Champignons in feine Scheiben, Bohnen in 1 cm große Stücke und Paprika in Würfel schneiden. Öl erhitzen, die Gemüse mit Reis und Tomatenmark darin andünsten. Salzen, würzen, mit Gemüsebrühe aufgießen, erhitzen, leise köcheln. Zwischenzeitlich Tomaten häuten, halbieren, mit Löffel entkernen, hacken und nach ca. 20 Min. dazugeben, fertig garen (ca. 5 Min.). Abschmecken und vor dem Anrichten mit Petersilie und Käse bestreuen.

Nährwerte: 139 mg HS, 9,6 g EW, 5 g F, 34 g KH, 7,5 g BS, 223 kcal/933 kJ

Friseesalat (Nr. 131)

1 Portion:

50 g	Friseesalat	2,5 g (½ TL)	Öl
		5 g (½ EL)	Zwiebeln, fein gehackt
zur Marinade:		3 g (½ EL)	Schnittlauch, fein geschnitten
1 EL	Kräuteressig	3 g (1 EL)	Petersilie, fein gehackt
2 EL	Wasser		

● Den vorbereiteten Salat waschen und abtropfen lassen. Salatmarinade herstellen und über den Salat geben, mischen.

Nährwerte: 8 mg HS, 1 g EW, 2,7 g F, 2 g KH, 1,2 g BS, 39 kcal/163 kJ

Fischsalat auf Basilikum-Tomate (Nr. 132)

1 Portion:

100 g	Kabeljaufilet
etw.	Zitronensaft, frisch
	Salz

zum Fischsud:

$^1/_4$ l	Wasser
evtl.	Salz
etw.	Wurzelwerk
1 St.	Zwiebel
	Zitronenschale

zur Marinade:

5 g (1 TL)	Öl
etw.	Senf, mittelscharf
1–2 EL	Fischsud
etw.	Zitronenschale
5 g (1 TL)	Zitronensaft
2 g ($^1/_2$ EL)	Petersilie
3 g ($^1/_2$ EL)	Schnittlauch
	Salz, Pfeffer
10 g (1 EL)	Zwiebeln
200 g	Fleischtomate
	Salz, Pfeffer
	Basilikum, frisch

● Fischfilet unter fließendem Wasser säubern, trockentupfen, mit Zitronensaft beträufeln, salzen. Fischsud herstellen, aufkochen, Fisch hineingeben und ca. 8 Min. ziehen lassen. Mit Schaumlöffel herausnehmen, von den Gräten lösen und in Stücke zerteilen.

● Zwischenzeitlich Marinade herstellen, gut abschmecken, über den Fisch geben und vorsichtig unterheben, kalt stellen, durchziehen lassen.

● Tomate waschen, Stielansatz keilförmig entfernen, in Scheiben schneiden, ringförmig auf einen Teller anordnen, mit Salz und Pfeffer bestreuen. Den Fischsalat darauf anrichten, mit Basilikum garnieren.

Nährwerte: 134 mg HS, 21,6 g EW, 6,1 g F, 7,6 g KH, 2,4 g BS, 170 kcal/711 kJ

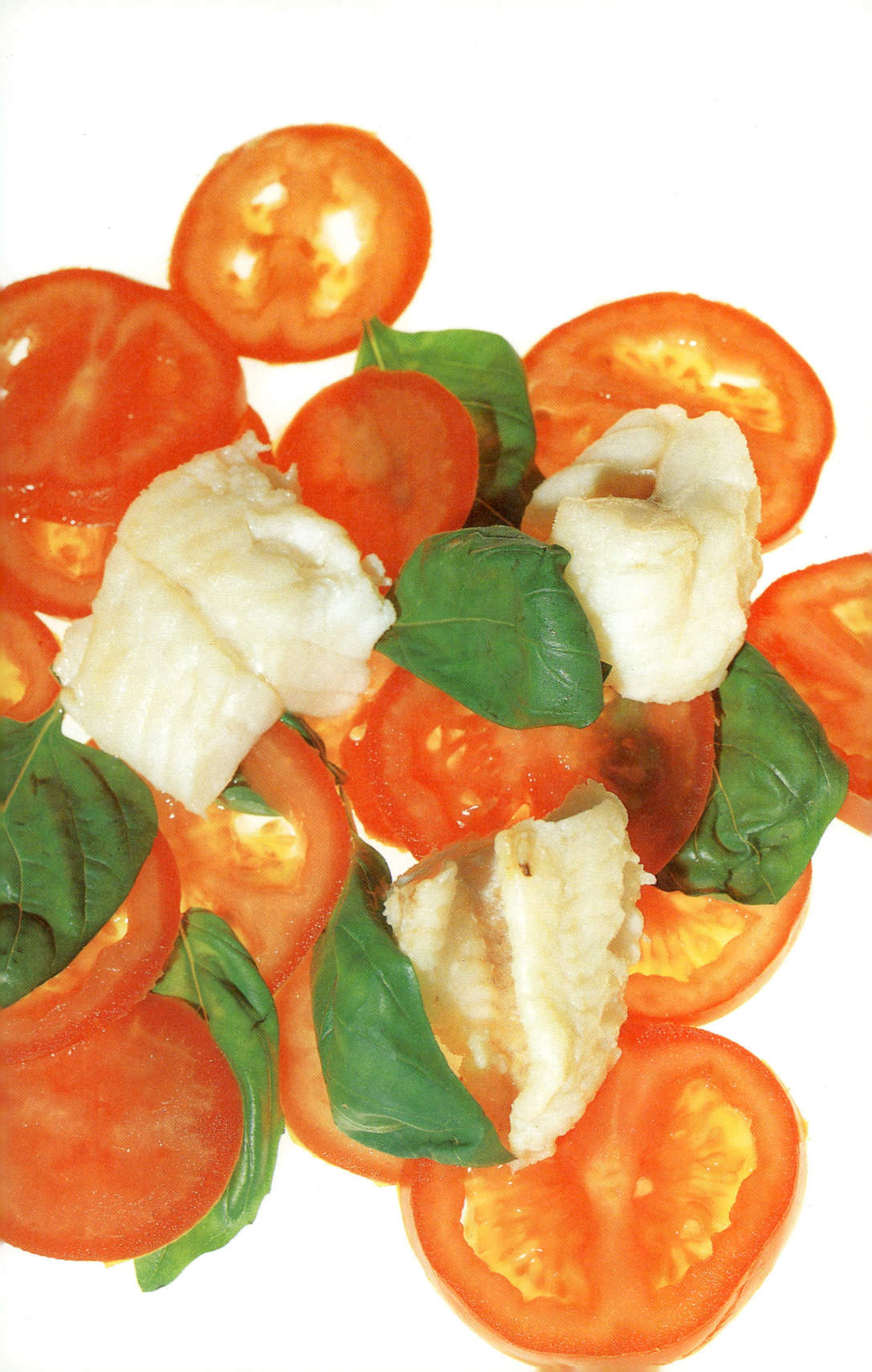

Purinarme Reduktionsdiät

Frühstück

	Kaffee oder Tee
10 g (2 TL)	Kondensmilch, 4 % Fett, evtl. mit Süßstoff
50 g	Weizenmischbrot
5 g (1 TL)	Halbfettmargarine
30 g	Putenwurst

Nährwerte: **62 mg HS**, 10 g EW, 7 g F, 24 g KH, 6 g BS, 205 kcal/858 kJ

Zwischenmahlzeit

150 g	Orange

Nährwerte: **30 mg HS**, 2 g EW, 0 g F, 14 g KH, 3 g BS, 66 kcal/276 kJ

Mittagessen

- Gefüllte Kohlrabi mit Petersiliensoße   Rezept Nr. 133
- Kartoffelpüree   Rezept Nr. 119

Nährwerte: **144 mg HS**, 23 g EW, 7 g F, 23 g KH, 5 g BS, 254 kcal/1063 kJ

Zwischenmahlzeit

● Buttermilchgelee mit Aprikosensoße   Rezept Nr. 134

Nährwerte: **16 mg HS**, 7 g EW, 1 g F, 13 g KH, 2 g BS, 91 kcal/381 kJ

Abendessen

● Käsesalat „garniert"   Rezept Nr. 135

80 g   *Weizenvollkornbrot*

Nährwerte: **78 mg HS**, 24 g EW, 14 g F, 38 g KH, 7 g BS,
384 kcal/1607 kJ

Gesamtnährwerte (pro Person und Tag):

330 mg HS, 66 g EW, 29 g F, 112 g KH, 23 g BS, 1000 kcal/4184 kJ

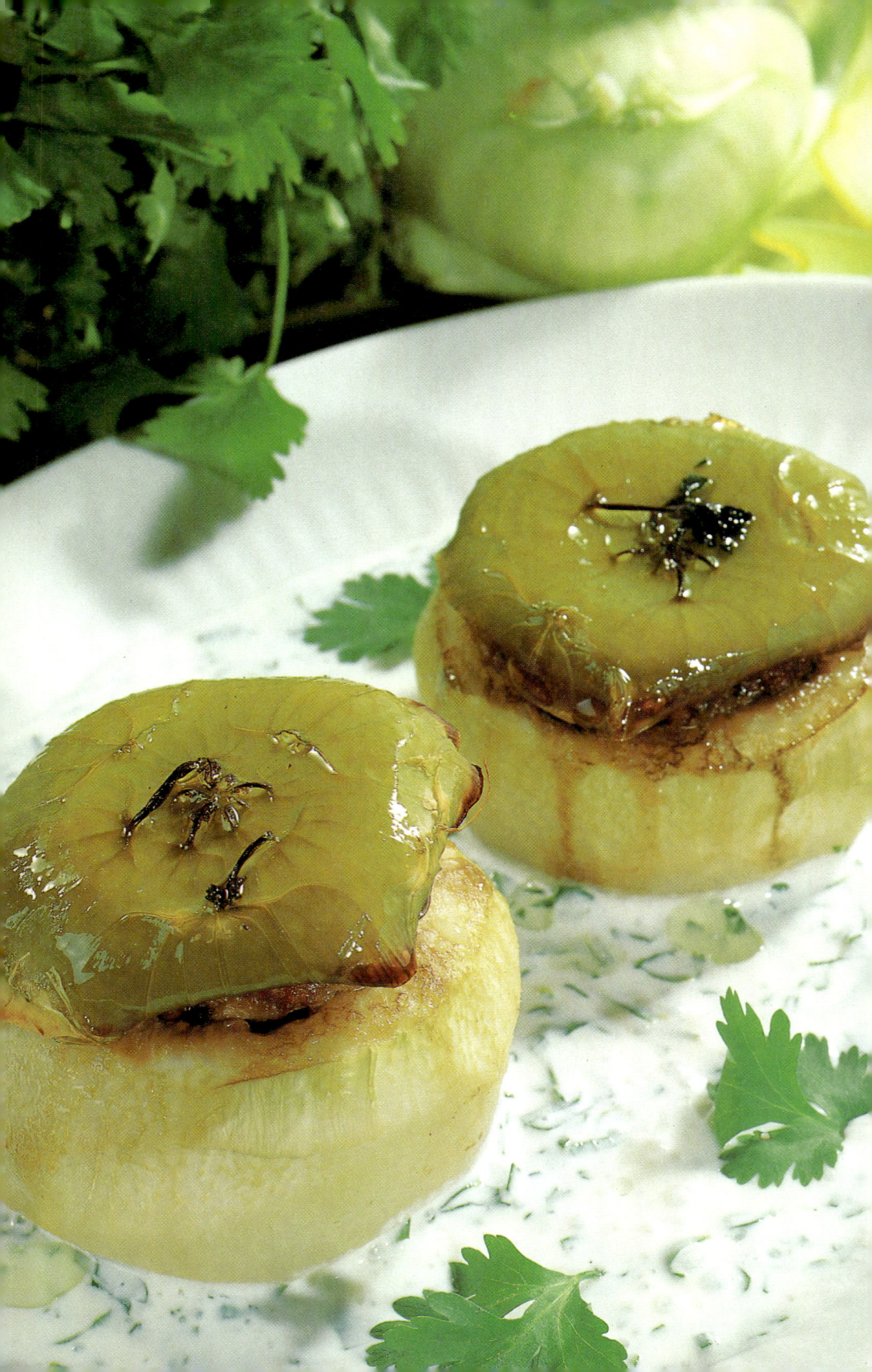

Gefüllte Kohlrabi mit Petersiliensoße (Nr. 133)

1 Portion:	
150 g	Kohlrabi
	Salz

zum Fleischteig:

60 g	Rinderhack, mager
10 g (1 EL)	Zwiebeln,
30 g (1/2)	Ei
	Salz, Pfeffer
2 g (1/2 EL)	Petersilie

zur Soße:	
ca. 1/8 l	Kohlrabiwasser oder Gemüsebrühe
1 g (1 MB)	pflanzliches Bindemittel
evtl.	Salz
5 g (1 TL)	Kondensmilch, 4 % Fett
3 g (1 EL)	Petersilie, fein gehackt

● Kohlrabi putzen, waschen, schälen. In wenig Wasser halb gar kochen, Deckel abschneiden und aushöhlen; Kohlrabireste fein hacken. Fleischteigzutaten und Kohlrabireste vermischen, abschmecken. Die ausgehöhlte Kohlrabi mit der Masse füllen, Deckel auflegen und in der Flüssigkeit bei Mittelhitze ca. 40 Min. fertig garen; mit dem Schaumlöffel herausnehmen und warm halten.

● Flüssigkeit durch ein Sieb geben, nochmals erhitzen, mit pflanzlichem Bindemittel nach Vorschrift andicken, Petersilie dazugeben, mit Kondensmilch legieren, abschmecken und über den Kohlrabi gießen.

Nährwerte: **129 mg HS**, 20 g EW, 6,3 g F, 7,2 g KH, 2,6 g BS, 168 kcal/703 kJ

Kartoffelpüree, selbst hergestellt (Nr. 119)

1 Portion:

100 g	*Kartoffeln, geschält*
30 g (2 EL)	*Milch, 1,5 % Fett*
	Salz
	Muskatnuss, frisch gemahlen

● Die gekochten Kartoffeln mit der Gabel zerdrücken, heiße Milch, Salz und Muskat dazugeben, mit Schneebesen abschlagen.

Nährwerte: **15 mg HS**, 3 g EW, 0,6 g F, 16 g KH, 2,3 g BS, 84 kcal/351 kJ

Kartoffelpüree, Fertigprodukt (Nr. 119a)

1 Portion:

30 g	*Kartoffelpüreepulver/-flocken*

● Ohne Fettzugabe nach Vorschrift zubereiten.

Nährwerte: **12 mg HS**, 2,4 g EW, 1,6 g F, 22,2 g KH, 4,5 g BS, 113 kcal/473 kJ

Buttermilchgelee mit Aprikosensoße (Nr. 134)

1 Portion:

$^1/_8$ l	*Buttermilch*
5 g (1 TL)	*Zitronensaft, frisch*
	etw. Süßstoff
2,5 g (1$^1/_4$ Blatt)	*Gelatine, weiß*
80 g	*Aprikosen, Dose, mit Süßstoff gesüßt*

● Buttermilch mit Zitronensaft und Sußstoff mischen, abschmecken. Gelatine nach Vorschrift auflösen, unterrühren, in ein Schälchen füllen, kühl stellen, fest werden lassen. Aprikosen für die Soße pürieren. Geleespeise stürzen und Fruchtsoße darüber ziehen.

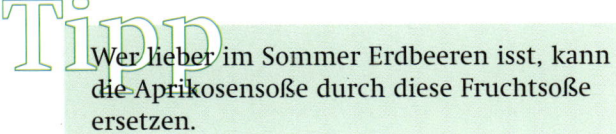

Tipp Wer lieber im Sommer Erdbeeren isst, kann die Aprikosensoße durch diese Fruchtsoße ersetzen.

Nährwerte: **16 mg HS**, 6,9 g EW, 0,7 g F, 12,8 g KH, 1,5 g BS, 92 kcal/385 kJ

Käsesalat „garniert" (Nr. 135)

1 Portion:

120 g	*Gurke*
60 g	*Edamer Käse, 30 % F. i. Tr.*
20 g	*Zwiebeln*

zur Marinade:

1 EL	*Essig*
1 EL	*Mineralwasser*
2,5 g ($^1/_2$ TL)	*Öl*
	Salz
	Dill, fein gehackt
80 g	*Tomate*

● Gurke schälen, der Länge nach halbieren, mit Löffel entkernen. Gurke und Käse in schmale Streifen und Zwiebeln in Ringe schneiden. Salatmarinade herstellen, über die Zutaten gießen, mischen, abschmecken, durchziehen lassen. Nochmals abschmecken und mit Tomatenachteln und etwas Dill garnieren.

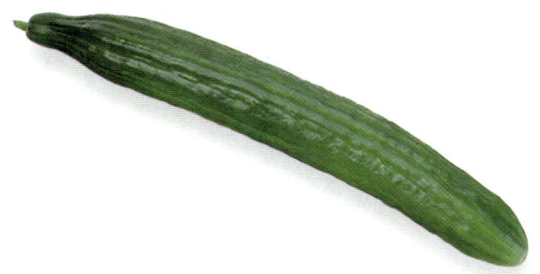

Nährwerte: **30 mg HS**, 18,2 g EW, 12,7 g F, 5,3 g KH, 1,8 g BS, 213 kcal/891 kJ

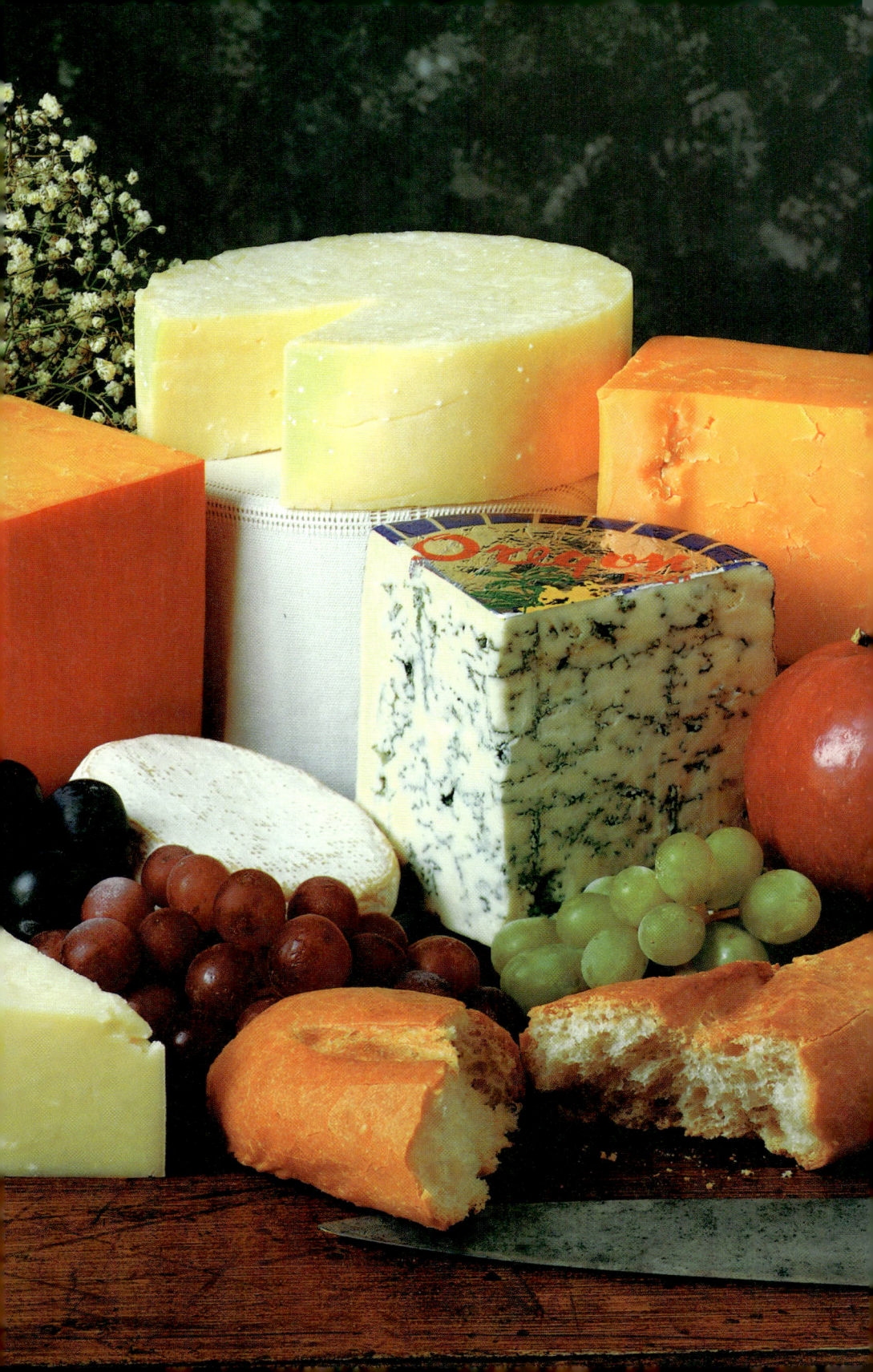

Purinarme Reduktionsdiät

Frühstück

	Kaffee oder Tee
10 g (2 TL)	*Kondensmilch, 4% Fett, evtl. mit Süßstoff*
50 g	*Roggenvollkornbrot*
50 g	*körniger Frischkäse mit*
3 g (¹/₂ EL)	*Schnittlauch und*
1 PR	*Paprikapulver*
50 g	*Tomate*

Nährwerte: **31 mg HS**, 11 g EW, 4 g F, 22 g KH, 9 g BS, 173 kcal/724 kJ

Zwischenmahlzeit

100 g (1 große) Kiwi

Nährwerte: **19 mg HS**, 1 g EW, 1 g F, 11 g KH, 4 g BS, 59 kcal/247 kJ

Mittagessen

- Schollenfilet auf Gemüsebouquet Rezept Nr. 136
- Salzkartoffeln   Rezept Nr. 15b

Nährwerte: **226 mg HS**, 26 g EW, 9 g F, 24 g KH, 9 g BS, 289 kcal/1209 kJ

Zwischenmahlzeit

- Melonensalat mit Johannisbeeren   Rezept Nr. 137

Nährwerte: **38 mg HS**, 2 g EW, 0 g F, 13 g KH, 6 g BS, 62 kcal/259 kJ

Abendessen

- Rühreier mit Pfifferlingen   Rezept Nr. 138
- Kopfsalat   Rezept Nr. 101a

| 25 g | Toastbrot |
| 50 g | Weizenmischbrot |

Nährwerte: **64 mg HS**, 24 g EW, 21 g F, 37 g KH, 8 g BS,
445 kcal/1862 kJ

Gesamtnährwerte (pro Person und Tag):
378 mg HS, 64 g EW, 35 g F, 107 g KH, 36 g BS, 1028 kcal/4301 kJ

Schollenfilet auf Gemüsebouquet (Nr. 136)

1 Portion:

80 g	*Karotten*
40 g	*Sellerie*
80 g	*Lauch*
2,5 g (¹/₂ TL)	*Öl*
10 g (1 EL)	*Zwiebeln, fein gehackt*
3 g (1 EL)	*Petersilie, fein gehackt*
120 g	*Schollenfilet*
5 g (1 TL)	*Zitronensaft, frisch*
5 g (1 TL)	*Öl*

- Karotten und Sellerie waschen, putzen, schälen, in dünne Streifen und Lauch putzen, mehrmals waschen und in schmale Ringe schneiden.

- Öl erhitzen, das Gemüse und die Zwiebeln darin andünsten, salzen, würzen, mit Gemüsebrühe aufgießen, fertig garen.

- Inzwischen Schollenfilet unter fließendem Wasser säubern, trockentupfen, mit Zitronensaft beträufeln und salzen.

- Öl erhitzen und kurz auf beiden Seiten in der kunststoffbeschichteten Pfanne braten.

- Das Gemüse abschmecken, auf einen Teller anrichten, mit Petersilie bestreuen und oben auf den Fisch legen.

Nährwerte: **211 mg HS**, 23,9 g EW, 9,3 g F, 9 g KH, 6,7 g BS, 217 kcal/908 kJ

Melonensalat mit Johannisbeeren (Nr. 137)

1 Portion:

100 g	*Honigmelonenfruchtfleisch*
60 g	*Johannisbeeren, rot*
30 g (2 EL)	*Orangensaft, frisch gepresst*
5 g (1 TL)	*Zitronensaft, frisch*
	Süßstoff, flüssig

● Melone in kleine Stücke schneiden. Johannisbeeren waschen, abtropfen lassen, entstielen. Die übrigen Zutaten verrühren, über die Früchte gießen, mischen, etw. ziehen lassen.

Nährwerte: **38 mg HS**, 1,9 g EW, 0,3 g F, 13,3 g KH, 5,5 g BS, 70 kcal/293 kJ

Salzkartoffeln (Nr. 15b)

1 Portion:

100 g	*Kartoffeln*
etw.	*Salz*

● Die vorbereiteten Kartoffeln in wenig Wasser gar kochen.

Nährwerte: **15 mg HS**, 2 g EW, 0,1 g F, 14,6 g KH, 2,3 g BS, 70 kcal/287 kJ

Rührei mit Pfifferlingen (Nr. 138)

1 Portion:

80 g	Pfifferlinge
2,5 g (¹/₂ TL)	Öl
	Salz
3 g (1 EL)	Petersilie, fein gehackt
120 g (2)	Eier
15 g (1 EL)	Milch, 1,5 % Fett

● Pilze sorgfältig putzen, gründlich waschen, abtropfen lassen; große Pilze halbieren oder vierteln. Öl erhitzen, die Pfifferlinge darin andünsten, salzen, in eigenem Saft fertig garen; darauf achten, dass die Flüssigkeit reduziert ist. Einen Teil der Petersilie dazugeben.

● Eier mit Milch verquirlen, über die Pilze geben und bei milder Hitze stocken lassen, abschmecken, mit der restlichen Petersilie bestreuen.

Nährwerte: **31 mg HS**, 17,4 g EW, 16,6 g F, 2 g KH, 4,6 g BS, 224 kcal/937 kJ

Kopfsalat (Nr. 101a)

1 Portion:

50 g	Kopfsalat	2,5 g (¹/₂ TL)	Öl
1 EL	Kräuteressig	etwas	Salz, Pfeffer
1–2 EL	Mineralwasser	3 g (1 EL)	Schnittlauch

● Den vorbereiteten Salat waschen und abtropfen lassen. Salatmarinade herstellen und über den Salat geben, mischen.

Nährwerte: **<5 mg HS**, 0,8 g EW, 2,6 g F, 1 g KH, 1 g BS, 32 kcal/132 kJ

Rührreier mit Champignons (Nr. 138a)

1 Portion:

80 g	Champignons
2,5 g (¹/₂ TL)	Öl
15 g (1 EL)	Kondensmilch, 4 % Fett
120 g (2)	Eier
15 g (1 EL)	Milch, 1,5 % Fett
	Salz
	Pfeffer, frisch gemahlen
3 g (1 EL)	Petersilie, fein gehackt

● Champignons putzen, waschen, abtropfen lassen, blättrig schneiden und in eigenem Saft mit Kondensmilch gar dünsten.

● Eier und Milch verquirlen, salzen, pfeffern, Petersilie dazugeben, über die Pilze gießen und bei milder Hitze unter gelegentlichem Rühren stocken lassen.

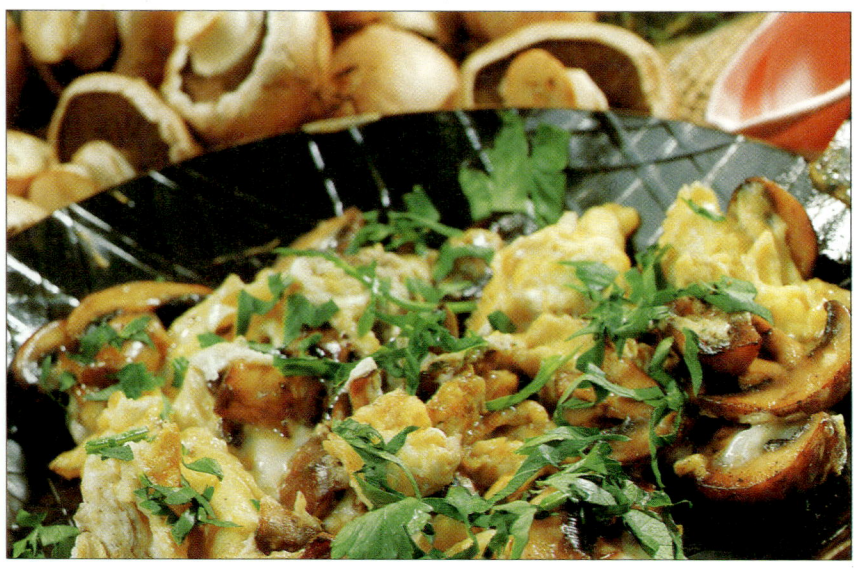

Nährwerte: **55 mg HS**, 19,3 g EW, 17 g F, 3,6 g KH, 1,6 g BS, 243 kcal/1017 kJ

Purinarme Reduktionsdiät

Frühstück

	Kaffee oder Tee
10 g (2 TL)	Kondensmilch, 4 % Fett, evtl. mit Süßstoff
50 g	Weizenmischbrot
5 g (1 TL)	Halbfettmargarine
30 g	Schinken, roh, mager

Nährwerte: **71 mg HS**, 11 g EW, 5 g F, 24 g KH, 6 g BS, 190 kcal/795 kJ

Zwischenmahlzeit

150 g	Birne

Nährwerte: **23 mg HS**, 1 g EW, 0 g F, 19 g KH, 4 g BS, 82 kcal/343 kJ

Mittagessen

- Feuertopf — Rezept Nr. 139
- Vollkornreis — Rezept Nr. 140
- Chinakohlsalat — Rezept Nr. 34b

Nährwerte: **206 mg HS**, 26 g EW, 11 g F, 25 g KH, 3 g BS,
311 kcal/1301 kJ

Zwischenmahlzeit

150 g	*Pfirsich*

Nährwerte: **27 mg HS**, 1 g EW, 0 g F, 13 g KH, 3 g BS, 57 kcal/238 kJ

Abendessen

- Frische Gemüsesuppe mit Kartoffeln   Rezept Nr. 141
- Himbeer-Quark-Speise   Rezept Nr. 142

40 g	*Roggenmischbrot*
10 g (1 EL)	*Margarine*

Nährwerte: **57 mg HS**, 22 g EW, 14 g F, 41 g KH, 12 g BS, 389 kcal/1628 kJ

Gesamtnährwerte (pro Person und Tag):
384 mg HS, 61 g EW, 30 g F, 122 g KH, 28 g BS, 1029 kcal/4305 kJ

Feuertopf (Nr. 139)

1 Portion:

100 g	Rinderkeule
2,5 g (½ TL)	Öl
10 g (1 EL)	Zwiebel, fein gehackt
5 g (1 TL)	Tomatenmark
	Salz
	Pfeffer, frisch gemahlen
	Paprikapulver, edelsüß oder scharf
	Rosmarin
1 kleines	Lorbeerblatt
150 g	Gemüsebrühe oder Wasser
20 g	Paprikaschote, grün
10 g	Schinken, gekocht, mager

- Fleisch unter fließendem Wasser waschen, trockentupfen, in kleine Würfel schneiden.

- Öl erhitzen, Fleisch darin anbraten. Zwiebel dazugeben und mit anbraten.

- Tomatenmark, Salz, Gewürze und Kräuter hinzufügen. Mit Flüssigkeit aufgießen und ca. 45 Min. schmoren lassen.

- Das vorbereitete Paprikastück und den Schinken in feine Streifen schneiden und kurz vor Ende der Garzeit zum Fleisch geben.

Nährwerte: **160 mg HS**, 23,3 g EW, 7,3 g F, 1,7 g KH, 1 g BS, 166 kcal/695 kJ

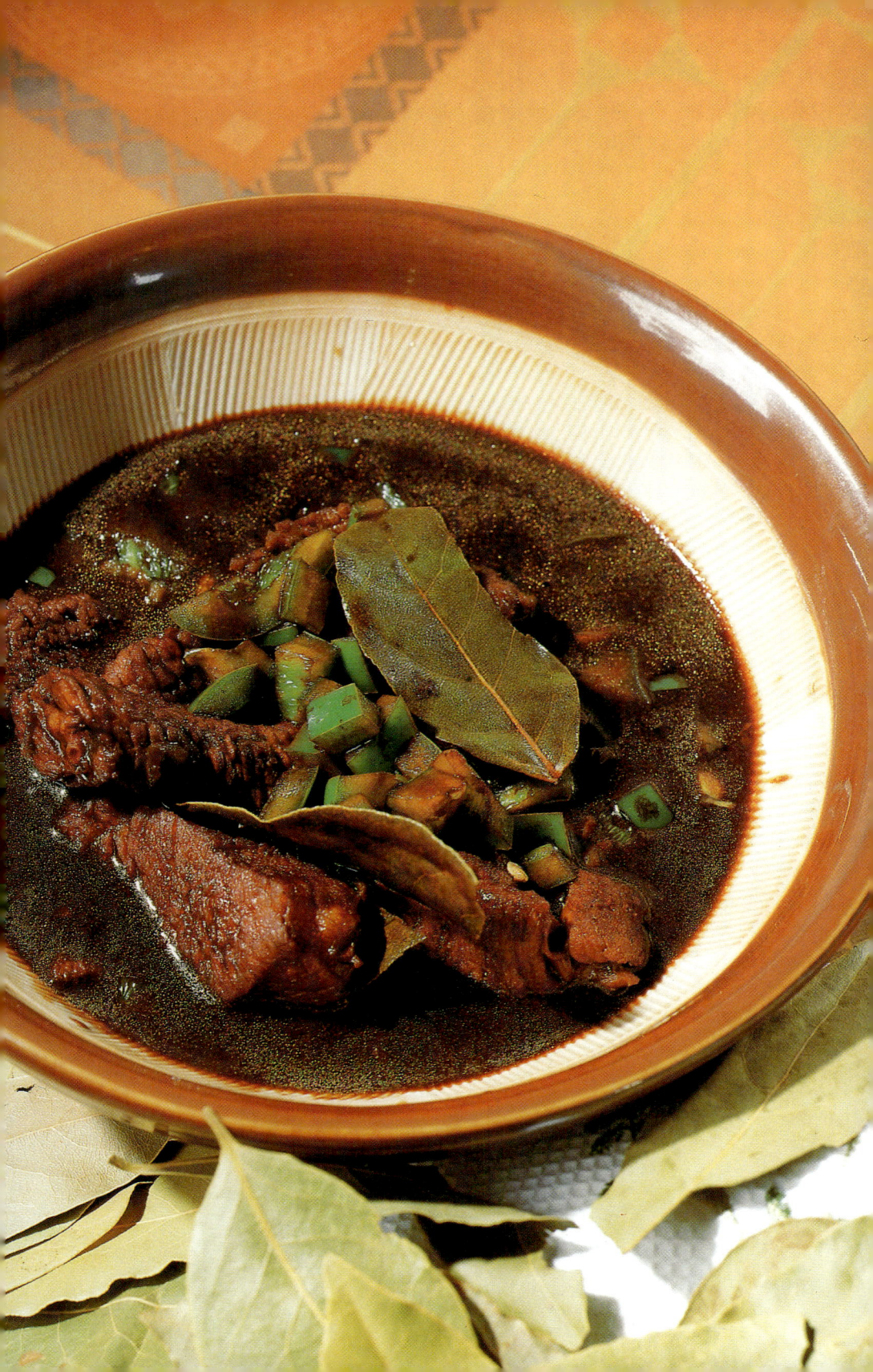

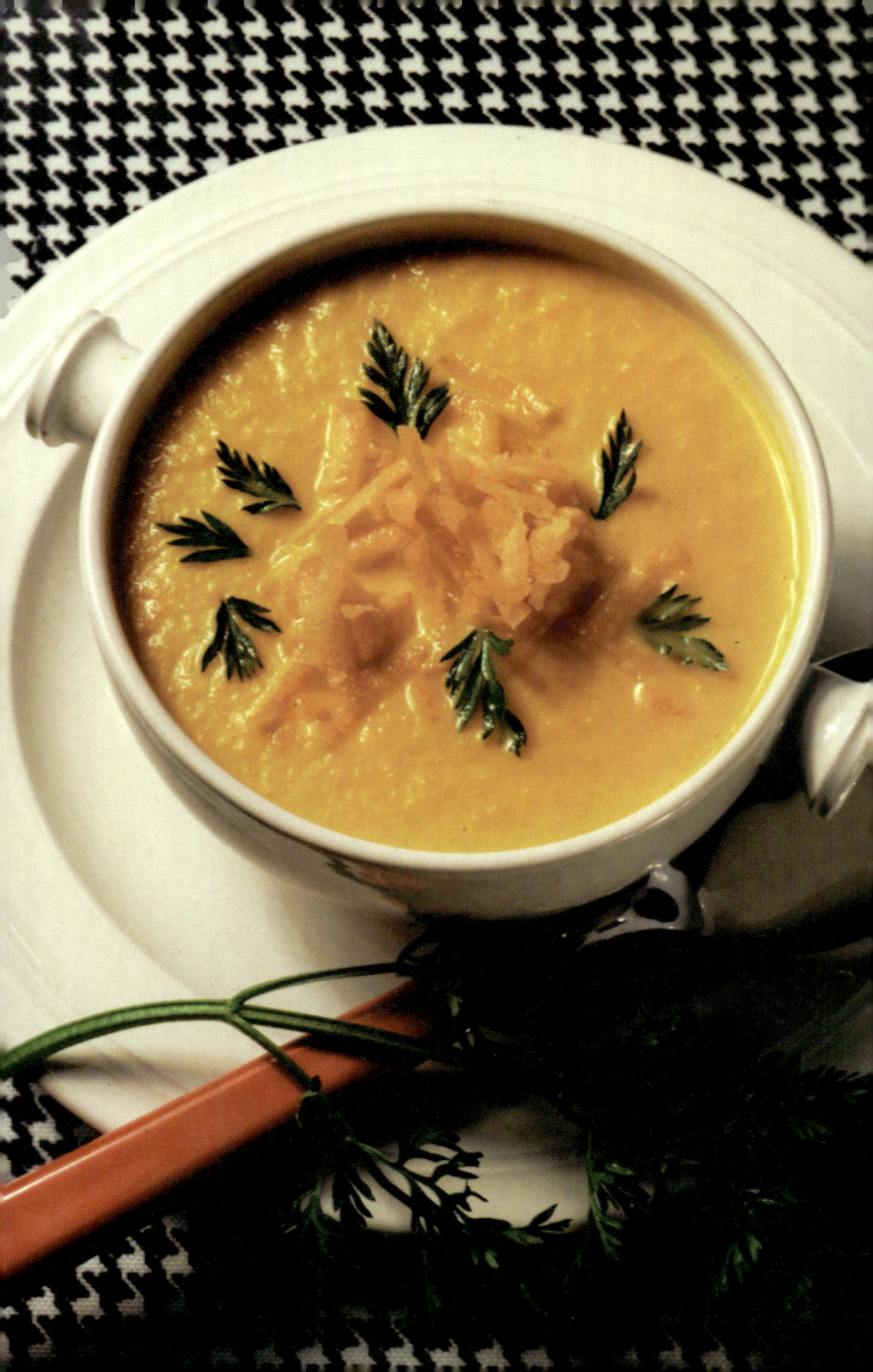

Frische Gemüsesuppe mit Kartoffeln (Nr. 141)

1 Portion:

10 g	*Lauch*
20 g	*Karotten*
10 g	*Sellerie*
10 g	*Weißkraut (sofern vorhanden)*
50 g	*Kartoffeln*
5 g (1 TL)	*Margarine*
5 g (¹/₂ EL)	*Zwiebeln, fein gehackt*
300 g	*Gemüsebrühe*
	Salz
3 g (1 EL)	*Petersilie, fein gehackt*

- Lauch putzen, mehrmals waschen und in schmale Ringe sowie Weißkraut in dünne Streifen schneiden. Karotten, Sellerie und Kartoffeln waschen, putzen, schälen und klein würfeln.

- Margarine erhitzen, die Zwiebeln darin glasig dünsten. Das vorbereitete Gemüse zugeben, andämpfen, salzen, würzen. Mit Gemüsebrühe aufgießen und weich kochen. Abschmecken. Mit Petersilie bestreuen.

Nährwerte: **21 mg HS**, 1,9 g EW, 4,2 g F, 9,7 g KH, 3 g BS, 86 kcal/360 kJ

Vollkornreis (Nr. 140)

1 Portion:

30 g	*Vollkornreis (Reis natur)*
	Gemüsebrühe oder Wasser
	Salz

● Nach Vorschrift garen.

Nährwerte: **32 mg HS**, 2,2 g EW, 0,1 g F, 22,2 g KH, 0,7 g BS,
105 kcal/439 kJ

Chinakohlsalat (Nr. 34b)

1 Portion:

50 g	*Chinakohl*
1 EL	*Essig*
1 EL	*Mineralwasser*
2,5 g (¹/₂ TL)	*Öl*
5 g (1 TL)	*Zwiebeln, fein gehackt*
	Salz

● Chinakohl putzen, waschen, in feine Streifen schneiden. Marinade
herstellen und über den vorbereiteten Salat geben.

Nährwerte: **14 mg HS**, 0,7 g EW, 2,7 g F, 0,9 g KH, 1 g BS, 33 kcal/138 kJ

Himbeer-Quark-Speise (Nr. 142)

1 Portion:

100 g	Himbeeren, frisch oder tiefgekühlt
100 g	Speisequark, Magerstufe
80 g (4 EL)	Joghurt, 1,5 % Fett
5 g (1 TL)	Zitronensaft, frisch
Mark von $^1/_4$	Vanilleschote
	Süßstoff, flüssig

● Frische Himbeeren vorsichtig waschen, abtropfen lassen, tiefge-kühlte langsam auftauen. Restliche Zutaten in eine Schüssel geben und verschlagen. Mit Süßstoff abschmecken. Früchte unterheben.

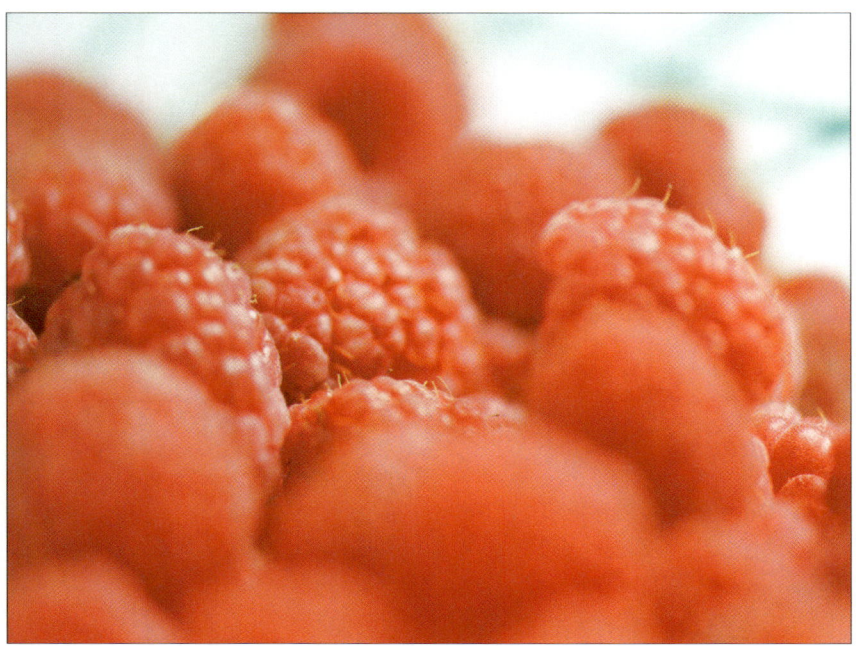

Nährwerte: **18 mg HS**, 17,6 g EW, 1,7 g F, 13,1 g KH, 6,7 g BS, 151 kcal/632 kJ

Purinarme Reduktionsdiät

Frühstück

	Kaffee oder Tee
10 g (2 TL)	*Kondensmilch, 4% Fett, evtl. mit Süßstoff*
50 g	*Weizenvollkornbrot*
5 g (1 TL)	*Halbfettmargarine*
	Spiegelei (Rezept Nr. 143)

Nährwerte: **33 mg HS**, 13 g EW, 13 g F, 22 g KH, 7 g BS,
264 kcal/1105 kJ

Zwischenmahlzeit

150 g (1 Becher) Joghurt, 1,5 % Fett

evtl. mit Süßstoff

Nährwerte: **0 mg HS**, 5 g EW, 2 g F, 6 g KH, 0 g BS, 64 kcal/268 kJ

Mittagessen

- Gebratenes Rinderfilet   Rezept Nr. 144
- Prinzessbohnen   Rezept Nr. 145
- Herzoginkartoffeln   Rezept Nr. 146

Nährwerte: **238 mg HS**, 32 g EW, 10 g F, 27 g KH, 8 g BS,
335 kcal/1402 kJ

Zwischenmahlzeit

● Apfelsalat   Rezept Nr. 147

Nährwerte: **21 mg HS**, 1 g EW, 1 g F, 17 g KH, 2 g BS, 83 kcal/347 kJ

Abendessen

● Bunter Hörnchensalat mit Käse Rezept Nr. 148

Nährwerte: **73 mg HS**, 15 g EW, 8 g F, 32 g KH, 8 g BS,
267 kcal/1117 kJ

Gesamtnährwerte (pro Person und Tag):
356 mg HS, 66 g EW, 34 g F, 104 g KH, 25 g BS, 1013 kcal/4239 kJ

Spiegelei (Nr. 143)

1 Portion:

60 g (1)	Ei
2,5 g (¹/₂ TL)	Öl
	Salz, Pfeffer, frisch gemahlen

● Das Öl in der kunststoffbeschichteten Pfanne erhitzen. Ei am Pfannenrand aufschlagen und in die Pfanne gleiten lassen, braten. Salzen und pfeffern.

Nährwerte: **<5 mg HS**, 7,7 g EW, 9,2 g F, 0,4 g KH, 0 g BS, 114 kcal/477 kJ

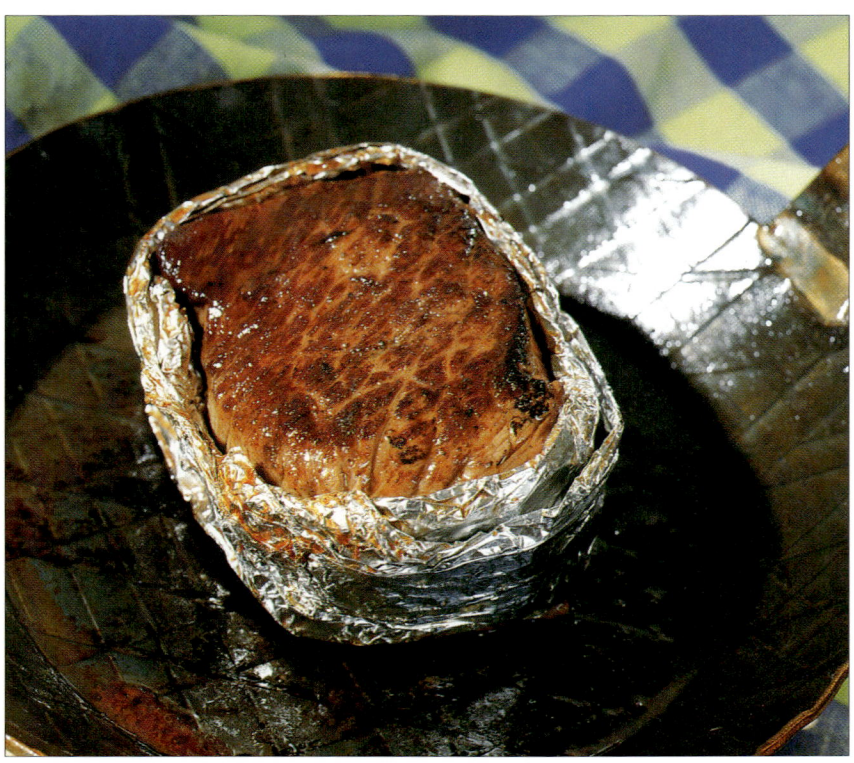

Gebratenes Rinderfilet (Nr. 144)

1 Portion:

100 g	Rinderfilet
	Pfeffer, frisch gemahlen
2,5 g (¹/₂ TL)	Öl
	Salz

● Fleisch waschen, trockentupfen, pfeffern. Öl in der kunststoffbeschichteten Pfanne erhitzen. Filet darin kurz auf beiden Seiten braten und zuletzt salzen.

Nährwerte: **150 mg HS**, 21,2 g EW, 6,5 g F, 0 g KH, 0 BS, 143 kcal/598 kJ

Prinzessbohnen (Nr. 145)

1 Portion:

150 g	Bohnen
	Bohnenkraut
	Salz
ca. 100 g	Gemüsebrühe

● Bohnen putzen, waschen. Gesalzene Gemüsebrühe erhitzen und die Bohnen mit dem Bohnenkraut darin gar dämpfen. Vor dem Servieren Bohnenkraut entfernen.

Nährwerte: **63 mg HS**, 3,6 g EW, 0,4 g F, 4,8 g KH, 4,5 g BS, 38 kcal/159 kJ

Herzoginkartoffeln (Nr. 146)

1 Portion:

150 g	*Kartoffeln, mehlige Sorte*
	Salz
30 g (¹/₂)	*Ei*

● Frisch gekochte, heiße Salzkartoffeln durch die Presse geben und mit Ei glatt rühren. Rosetten auf ein Backblech spritzen und im vorgeheizten Ofen goldgelb backen.

Nährwerte: **25 mg HS**, 6,9 g EW, 3,5 g F, 22,1 g KH, 3,5 g BS, 155 kcal/632 kJ

Apfelsalat (Nr. 147)

1 Portion:

100 g	*Apfel*
50 g	*Orangensaft, frisch gepresst*
5 g (1 TL)	*Zitronensaft, frisch*
etw.	*Süßstoff*

● Apfel schälen, Kerngehäuse entfernen, blättrig schneiden. Säfte dazugießen, vermischen und mit Süßstoff abschmecken.

Nährwerte: **21 mg HS**, 0,8 g EW, 0,5 g F, 16,8 g KH, 2,1 g BS, 80 kcal/335 kJ

Bunter Hörnchensalat mit Käse auf Blattsalat (Nr. 148)

1 Portion:

40 g	Vollkornhörnchen
60 g	Salatgurke
30 g	Paprikaschote, rot
50 g	Tomate
30 g	Radieschen
30 g	Champignons, Dose
20 g	Edamer Käse, 30 % F. i. Tr.

zur Marinade:

50 g (2½ EL)	Joghurt, 1,5 % Fett
	Salz, Pfeffer
5 g (1 TL)	Senf, mittelscharf
5 g	Kresse
2,5 g (½ TL)	Öl
20 g	Kopfsalat

- Nudeln in reichlich Salzwasser gar kochen, abgießen, mit kaltem Wasser abschrecken und abtropfen lassen. Champignons blättrig, das vorbereitete Stück Paprikaschote und die Tomate in Streifen, Radieschen in Scheiben schneiden; Salatgurke halbieren, mit einem Löffel entkernen und klein würfeln.

- Alle Zutaten in eine Schüssel geben. Salatmarinade herstellen, darüber gießen und vorsichtig mischen; mind. 1 Std. ziehen lassen, nochmals abschmecken und auf Kopfsalat anrichten.

Nährwerte: **73 mg HS,** 15,3 g EW, 8,3 g F, 32 g KH, 7,8 g BS, 268 kcal/1121 kJ

Register